Dr. med. H. Michael Stellmann
Wolfgang Warner

Die ersten sieben Lebensjahre

aethera®

die heilenden Kräfte im Menschen stärken,
die Bildung des eigenständigen Urteils unterstützen,
die Initiativbereitschaft von Patienten und Verbrauchern fördern.

An der Herausgabe des aethera-Programmes wirken mit:
der Verein für Anthroposophisches Heilwesen,
die Heilmittelfirma Weleda, die Gesellschaft Anthroposophischer Ärzte
und die Medizinische Sektion am Goetheanum.

Über dieses Buch:
Viele Eltern sehen sich durch die rasante Entwicklung ihres Kindes in den ersten sieben Lebensjahren vor täglich neue und scheinbar unlösbare Aufgaben gestellt. In dieser Situation kann nur das Verständnis für die körperliche, seelische und geistige Entwicklung des Kindes im gesamten ersten Jahrsiebt dabei helfen, klare Erziehungs- und Verhaltensrichtlinien zu entwickeln, die es erlauben, auch mit unerwarteten Situationen fertig zu werden.

Über eine Vielzahl von praktischen Ratschlägen zu medizinischen und pädagogischen Einzelfragen hinaus möchte dieser Ratgeber vor allem den Erfahrungs- und Verständnishorizont des Kindes in seinen unterschiedlichen Entwicklungsphasen veranschaulichen. Die prägnante Darstellung altersspezifischer Bedürfnisse und ihrer Bedeutung für die individuelle Entwicklung soll allen Eltern ein selbstständiges Urteil ermöglichen, was in den unterschiedlichsten Situationen ‹richtig› und was ‹falsch› für ihr Kind ist.

Die Autoren:
Dr. med. *H. Michael Stellmann* ist Kinderarzt. Zahlreiche Veröffentlichungen zur anthroposophischen Medizin, Vorträge im In- und Ausland. Regelmäßige Seminararbeit mit jungen Ärzten.
Wolfgang Warner studierte Deutsch, Geschichte, Philosophie und Psychologie und war als Gymnasiallehrer tätig. Lehrauftrag an der Universität München im Rahmen des Seniorenstudiums.

Dr. med. H. Michael Stellmann
Wolfgang Warner

Die ersten sieben Lebensjahre

Das Kind von der Geburt bis zur Schulreife
Ein medizinisch-pädagogischer Ratgeber

aethera®

Wichtiger Hinweis: Sämtliche Angaben und Empfehlungen in diesem Buch wurden mit größter Sorgfalt überprüft und in Übereinstimmung mit dem neusten Wissensstand erarbeitet. Bei Heilmittel- oder Therapie-Empfehlungen handelt es sich um eine subjektive Auswahl ohne Anspruch auf Vollständigkeit, in der sich die Verordnungspraxis des Autors spiegelt. Die Nennung von Handelsnamen oder Warenbezeichnungen geschieht im Rahmen der allgemeinen Pressefreiheit ohne Rücksicht auf Erzeugerinteressen; eine Werbeabsicht ist damit keinesfalls verbunden.

Angaben zu Medikamenten und therapeutischen Maßnahmen erfolgen mit der Einschränkung, dass Dosierungs- oder Anwendungshinweise durch neue Erkenntnisse in der Forschung, klinische Erfahrungen und das sich verändernde Angebot an Präparaten dem Wandel der Zeit unterworfen sein können. Da auch menschliche Irrtümer oder Druckfehler nie ganz auszuschließen sind, wird für Anwendungs- und Dosierungshinweise sowie für die Wirkung der Präparate keine Gewähr übernommen.

Jeder Benutzer wird dringend aufgefordert, die Angaben in diesem Buch anhand der Herstellerinformationen auf dem Beipackzettel auf ihre Richtigkeit zu überprüfen und die dort gegebenen Empfehlungen für die Dosierung und Kontraindikationen zu beachten. In Zweifelsfällen sollte immer ein Arzt oder ein Angehöriger der Heilberufe aufgesucht werden, insbesondere wenn die Beschwerden über mehrere Tage andauern. Die Angaben in diesem Buch sind weder dazu bestimmt noch geeignet, einen notwendigen Arztbesuch zu ersetzen. Eine Haftung von Seiten des Autors oder des Verlags für Personen-, Sach- und Vermögensschäden ist ausgeschlossen.

Für Fragen an den Verlag oder den Autor benutzen Sie bitte die dem Buch beiliegende Antwortkarte.

1. Auflage der Neuausgabe 1999
aethera im Verlag Freies Geistesleben & Urachhaus GmbH
Landhausstr. 82, 70190 Stuttgart
Internet: www.aethera.de
ISBN 3-7725-5016-9

Druck: Offizin Chr. Scheufele, Stuttgart

Inhalt

Vorwort

Eltern wollen für Ihr Kind möglichst alles ‹richtig› machen. Fragen über Fragen tauchen dabei auf: Können wir etwas tun, damit das hoffentlich gesund geborene Kind sich auch weiterhin gesund entwickelt? Was wird aus seinen Begabungen – können wir sie bewusst fördern? Wenn ja, wie? Sollten wir unser Kind so weit wie möglich sich selbst überlassen, damit es ‹natürlich› aufwächst? Sollen oder können wir helfend eingreifen? – Wenn ja, wie?

Jedes Kind ist durch sein Temperament und seinen Charakter, durch seine körperliche und geistig-seelische Konstitution, durch den Verlauf seiner Entwicklung während der Schwangerschaft, durch das, was es von seinen Eltern mitbekommen hat, und durch andere Umstände oder Faktoren ein einmaliges Individuum, für das sich selten allgemein gültig sagen lässt, was ihm gut tut und was ihm schlecht bekommt. Auch die Lebensumstände, in denen es heranwachsen wird, sind unverwechselbar seine eigenen. Vielleicht hat es schon mehrere Geschwister, möglicherweise bleibt es ein Einzelkind. Vielleicht erziehen Sie es alleine oder es wächst in einer Partnerschaft auf. Auch spielt es eine Rolle, ob Sie in einer Großstadt leben oder auf dem Land.

Die ‹Liste› der besonderen Einflüsse, Umstände und Lebensbedingungen, die Entwicklung und Erziehung, ‹richtig› und ‹falsch› gerade für Ihr Kind bestimmen, ließe sich beinahe unendlich fortschreiben. In diesem Sinne kann es keine allgemein verbindliche ‹Erziehungslehre› geben. Erwarten Sie deshalb keine feststehenden Verhaltensregeln, keinen Katalog ‹gesicherter› Erkenntnisse, der Ihnen in jedem Detail sagt, wie Sie am besten mit Ihrem Kind umzugehen haben. Wir möchten Ihnen vielmehr Anregungen geben – zum Nachdenken, zum Hinschauen, zum Einfühlen, zu wirklichem Verstehen, was die Individualität Ihres Kindes ausmacht und wie Sie sie angemessen begleiten und fördern können.

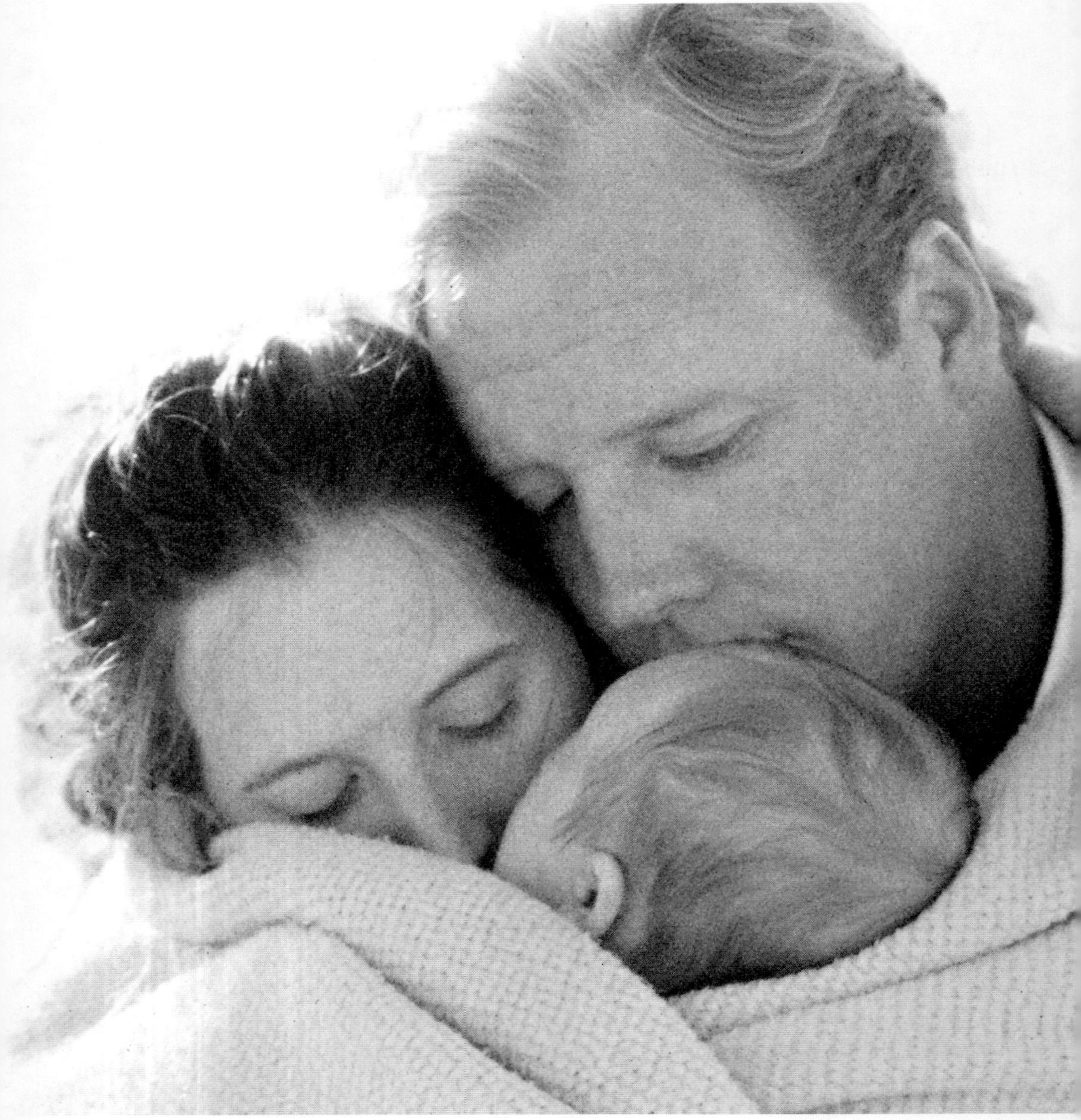

Erziehung aus ganzheitlicher Sicht

Nun stehen Sie als Eltern vor einem unergründlichen Geheimnis: Im Zusammenhang mit der innigsten Partnerbegegnung kündigt sich ein Drittes an: Mein Kind, unser Kind!
Bevor wir Ihnen die wichtigsten Entwicklungsphasen Ihres Kindes während seiner ersten sieben Jahre vorstellen – vom Neugeborenen bis zum ersten Geburtstag, das dritte Lebensjahr, die Zeit der Schulreife und des Übertritts in die Schule –, möchten wir Ihnen Einblick in eine ganzheitlich-gestalthafte Sichtweise des Lebens geben, worauf sich die Betrachtung dieser Entwicklungsschritte gründet.

Das moderne Menschenbild

Unser heutiges Weltbild ist weitgehend von einer sehr begrenzten, einseitig naturwissenschaftlich geprägten Betrachtungsweise bestimmt. ‹Der Mensch ist, was er isst›? – Dieser im letzten Jahrhundert formulierte Satz kann als Ausdruck der materialistischen Grundüberzeugung stehen, dass der Mensch ausschließlich aus seinen materiellen ‹Grundbestandteilen› und deren biologischer Entwicklung zu erklären sei. Inzwischen denken wir zwar sehr viel differenzierter, dennoch hat sich diese Anschauung bis in unsere heutige Zeit erhalten. Ihre Auswirkungen erleben wir in unserer gesamten zivilisierten Welt.

Der Mensch ist mehr als die Summe seiner Teile

Wenn wir uns fragen, was heute das Lebensgefühl der meisten Menschen rund um den Erdball prägt, gibt es eine klare Antwort: die Technik und die auf ihrer Grundlage vom Menschen geschaffene technische Zivilisation, die ihrerseits auf den ‹exakten› Naturwissenschaften, vor allem der Physik und der Chemie, beruhen. Diese Art der Betrachtung hat zur Folge, dass wir in vielen Bereichen verlernt haben, uns auf unser eigenes aufmerksames Beobachten zu verlassen und innere Zusammenhänge zu erkennen; sie spiegelt sich wider in der allgemeinen Orientierungslosigkeit auch in unserem Umgang mit Kindern.

Ganzheitlich-gestalthafte Sichtweise

Dieses begrenzte ‹materielle› Menschenbild, wie wir es kurz skizziert haben, lässt sich jedoch ergänzen und erweitern. Ausgangspunkt für unsere Betrachtung der kindlichen Entwicklung ist die wirkliche Gestaltwahrnehmung des lebendigen Ganzen, von dem aus seine einzelnen Teile und Aspekte in ihrer organischen Funktion begriffen werden, wobei sich in jedem Teil das Ganze spiegelt, wenn auch in verwandelter, metamorphosierter Weise.

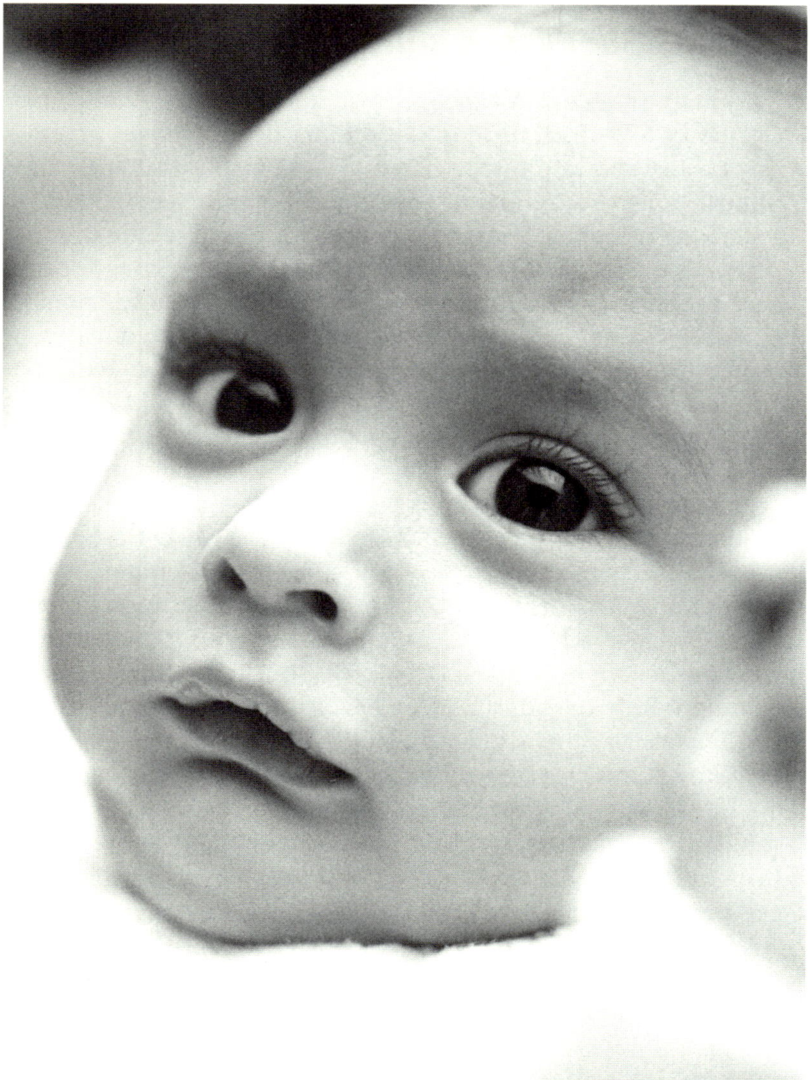

Helfen Sie Ihrem Kind mit Behutsamkeit, Zärtlichkeit und Liebe, sich an das Leben auf der ‹Erde› zu gewöhnen.

Was Sie wissen sollten

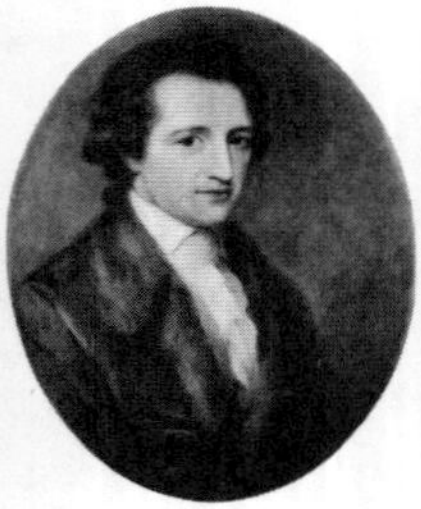

Goethe im Alter von 38 Jahren. Gemälde von Angelika Kaufmann

Vor allem durch seine Dichtungen hat sich Johann Wolfgang Goethe (1749–1832) in das Gedächtnis der Nachwelt eingeprägt. Doch die wenigsten wissen, dass er sich selbst auch als Naturforscher verstand und in seinen botanischen, geologischen und morphologischen Studien sowie durch seine Farbenlehre die Wissenschaft seiner Zeit um bedeutende Anregungen bereicherte. Zu seinen Entdeckungen gehört auch die Metamorphosenlehre, die er am ausführlichsten an der Pflanze entwickelt und später auch auf Mensch und Tier angewendet hat.

Entscheidender als seine einzelnen Entdeckungen ist für uns aber die Methode, die er bei seinen wissenschaftlichen Betrachtungen anwendet. Man könnte sie in dem von ihm selbst geprägten Begriff ‹gestalthaftes Sehen› zusammenfassen.

Gestalthaftes Sehen ist wörtlich gemeint: Die ganze Gestalt einer Pflanze wird sehend, beobachtend wahrgenommen. Die sich daran anknüpfenden Ideen über ihre Formbildung werden ständig wieder an der Beobachtung ergänzt, im Akt des Sehens lebendig gehalten. So ergab sich für Goethe bei der Pflanze sein Grundgedanke, dass die Pflanzengestalt die in ihren verschiedenen Teilen sich ständig umgestaltende Form des Blattes zeigt: In der Wurzel, zur Erde hin, verfestigt sich die Blattform, zieht sich ins Dunkle hinein zusammen. Zur Blüte hin, dem Licht entgegen, entfaltet sich die Blattform in die Blütenblätter, entwickelt Farben aller Art, je nach Standort zur Sonne blasser oder kräftiger. Dazwischen liegen die lebendigen Wachstumsprozesse des Sich-im-Knoten-Zusammenziehens, im nächsten Blatt Sich-wieder-Entfaltens, bis schließlich in der Samenbildung die intensivste Kontraktion geschieht, die im nächsten Jahr wieder zur Entfaltung der ersten Keimblätter führen wird. Dieses tausendfältige Anschauen und Urteilen hat Goethe schließlich zur Entdeckung der Urpflanze geführt.

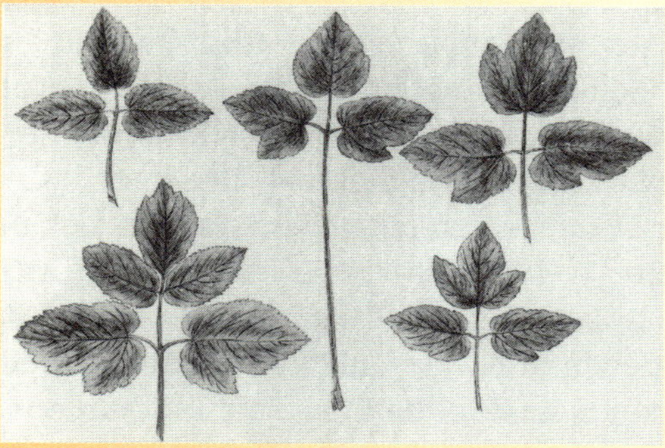

Blattmetamorphose. Zeichnung Goethes

Bei seinen Studien an Pflanzen ergab sich für Goethe eine deutliche Dreigliederung in Wurzelbereich, Blattbereich und Blütenbereich, was er in seiner Metamorphosenlehre (der Lehre von der Verwandlung der Gestalten) festgehalten und detailliert beschrieben hat (siehe Literaturhinweis). Damit prägte sich zum ersten Mal der Begriff des ‹gestalthaften Sehens›.

Rudolf Steiner (1861–1925), der Goethes naturwissenschaftliche Schriften sammelte und herausgab, hat Goethes Methode in seiner goetheanistisch-anthroposophischen Menschenkunde (Anthroposophie = griechisch: die Weisheit vom Menschen) auf den Menschen erweitert, indem er eine ähnliche Dreigliederung in der Gestaltung des menschlichen Körpers beschreibt. Damit hat Steiner den Menschen wieder in das Naturganze eingebunden. Auch die Dynamik der menschlichen Entwicklungsschritte, wie Steiner sie formulierte, drückt seine ganzheitliche Sicht des Menschen aus.

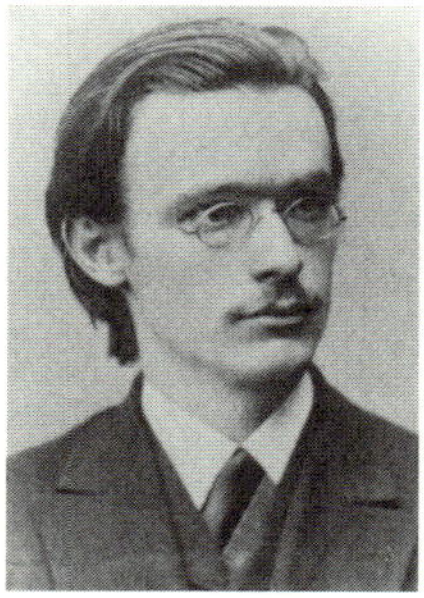

Rudolf Steiner, 1889, während seiner Arbeit im Weimarer Goethe-Archiv

Wenn Sie mehr darüber wissen wollen:

Johann Wolfgang Goethe, *Die Metamorphose der Pflanzen*, Stuttgart [6]1992

Hernri Bortoft, *Goethes naturwissenschaftliche Methode*, Stuttgart 1995

Christoph Lindenberg, *Rudolf Steiner*, Reinbek [5]1997

Klaus Seehafer, *Mein Leben ein einzig Abenteuer. Johann Wolfgang Goethe*, Berlin 1998

In jedem Teil spiegelt sich das Ganze

Diese ganzheitliche, gestalthafte Sichtweise ist uns zunehmend abhanden gekommen. Jeder Mensch erlebt sich und die Welt aufgrund seines Charakters, seines Temperaments und seines gesamten sozialen Umfeldes zwar auf seine eigene, subjektive Weise, – gerade dies jedoch eröffnet ihm die Möglichkeit, in seiner individuellen Persönlichkeit den ‹Spiegel› zu entdecken, in dem sich der Gesamtzusammenhang der Welt reflektiert. Er geht jedoch nicht über seine Subjektivität hinaus und stellt sich kaum einmal die Frage, ob es nicht etwas geben muss, das allen Menschen gemeinsam ist und über die persönliche, familiäre, soziale und nationale Herkunft eines jeden Einzelnen hinausgeht. Denn gäbe es das nicht, ließen sich allgemeine Menschenrechte nicht formulieren, hätten wir keine Möglichkeit, in einer Völkergemeinschaft zusammenzuleben.

Die Dreigliederung des Menschen

Wir wollen nun dieses Prinzip des ‹gestalthaften Sehens› als Grundlage unserer nachfolgenden Ausführungen über die kindlichen Entwicklungsschritte in einem praktischen Beispiel anwenden: bei der Beobachtung eines neugeborenen Kindes.

Sinnes-Nerven-System

Sicher ist Ihnen bereits aufgefallen, dass der Kopf eines Neugeborenen im Vergleich zu seinem Körper unverhältnismäßig groß ist (vgl. Abb. S. 17). Bilder von der embryonalen Entwicklung zeigen dies noch deutlicher. Diese Größe wird sofort sinnfällig, wenn man bedenkt, was mit der Bildung des Kopfes verbunden ist: Die große Hauptesschale, die das verletzliche Gehirn schützt, das Organ, mit dem wir denken, das alle Lebensvorgänge steuert, in dem Milliarden von Nervenzellen angelegt sind. Darüber hinaus ist der Kopf Sitz der wichtigsten Sinnesorgane – der Augen und Ohren, der Nase und des Zungen-Rachenraums, in dem sich der Geschmackssinn befindet. Rudolf Steiner spricht deshalb von diesem Bereich als dem *Sinnes-Nerven-System*.

Rhythmisches System

Im Vergleich zu seinem Kopf zeigt der Brustkorb eine andere Gestaltung. Wenn Sie beobachten, wie ein Kind schreit, können

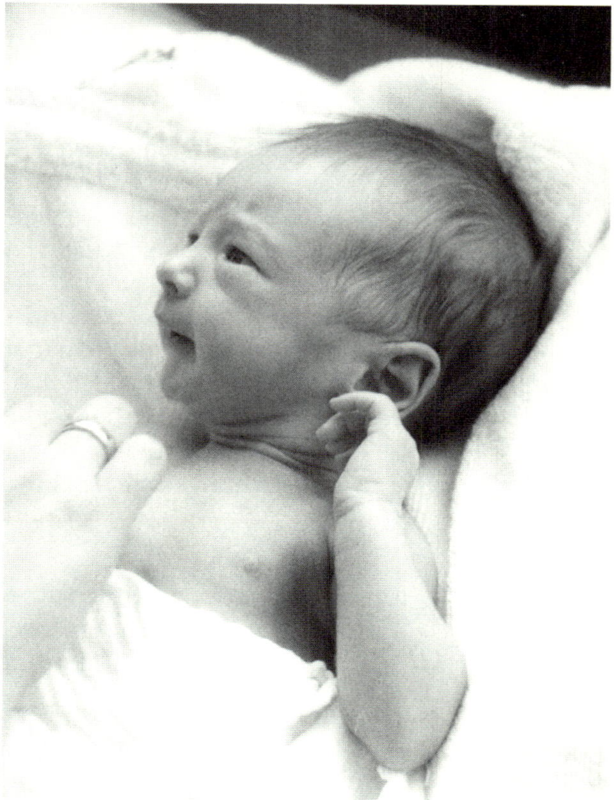

Sie sehen, wie sich sein Brustkorb im Rhythmus seines Atmens heftig und schnell hebt und wieder senkt. Mit diesem Bereich des rhythmischen Atems und des Herzschlags sind die Gefühle eng verbunden – alle Gefühlsschwankungen, seien es Freude, Schmerz oder andere, feinere Gefühlsnuancen, äußern sich sofort im Rhythmus von Atem, Herzschlag und Pulsfrequenz. Dieser Bereich wird das *Rhythmus-* oder *rhythmische System* genannt.

Wenn Sie nun beobachten, wie sich der untere Rippenbereich des Kindes nach unten immer weiter öffnet, fällt sofort ins Auge, dass der Bauchraum, in dem sich die wichtigen Stoffwechselvorgänge vollziehen, nach vorne völlig ungeschützt vom Knochengerüst erscheint. Seine Gliedmaßen, Arme und Beine, bewegen sich noch völlig unkoordiniert und unbewusst. In diesem Bereich, den Rudolf Steiner das *Stoffwechsel-Gliedmaßen-System* nennt, wirken alle lebenspendenden wichtigen Kräfte des Aufbaus sowie des Abbaus durch die Ausscheidung, die sich im Schlafen wie im Wachen unserer Bewusstheit, auch der des erwachsenen Menschen, entziehen. In diesen Bereich holen wir unsere Willens- oder Vital-Kräfte, bevor wir eine Willensentscheidung in eine Handlung, in eine Tat, welcher Art sie auch sei, umsetzen. Die Gliedmaßen sind die Instrumente, die uns befähigen, Willensentschlüsse in die Tat umzusetzen.

Stoffwechsel-Gliedmaßen-System

Fakten, Fakten, Fakten

Der Körper des Menschen zeigt eine deutliche Dreigliederung:

- Der Kopf als das *Sinnes-Nerven-System* – der Ort der Wahrnehmung durch die Sinne und des daraus erwachsenden wachen Denkens, das den Menschen von allen anderen Lebewesen unterscheidet.
- Im *Rhythmus-* oder *rhythmischen System* des Brustraumes lebt die Welt der dynamisch-pulsierenden Gefühle in sozusagen träumender Bewusstheit.
- Im *Stoffwechsel-Gliedmaßen-System* wirkt unbewusst der menschliche Gestaltungs- und Lebenswille. Von hier aus wirken auch die Regenerationskräfte, die den Organismus während des Schlafens neu beleben.

Im Sinne des ganzheitlichen Sehens können wir also sagen: Erhobenen Hauptes steht der Mensch zwischen Himmel und Erde (griechisch: *Anthropos*, d.h. der Hinaufschauende).

Der dreigliedrige Mensch und sein Verhältnis zur Außenwelt

- Der obere Bereich des Körpers entspricht dem Himmel, den gestaltenden Kräften, dem Geistigen, der Bewusstheit, der Luft, der nach oben gerichteten unbegrenzten Schöpferkraft und Kreativität.
- Der mittlere Bereich spiegelt das dynamische Leben auf der Erde, das Atmende, das Fühlen, die ‹träumende› Kommunikation unter den Menschen, den Wechsel von Tag und Nacht, von Ruhe und Aufruhr, von Geben und Nehmen im Wandel der Jahreszeiten.
- Der untere Bereich entspricht der Erde, den tragenden und nährenden Kräften, die unserem Tun Hand und Fuß geben, dem Beständigen und Verlässlichen, aber auch dem Trieb-haft-Zwanghaften, dem Dunklen und Unbewussten.

So wie die einzelnen Körperteile und Organe in ihrem harmonischen Zusammenwirken das äußerliche ‹Gerüst› des Menschen darstellen, sind die Seelenkräfte Denken – Fühlen – Wollen sein inneres ‹Gerüst›. Erst in ihrem harmonischen Zusammenwirken bekommen sie Sinn und Aufgabe.

Die Entwicklung des Menschen in Siebener-Rhythmen

Die Tatsache, dass wir in diesem Buch gerade die ersten sieben Jahre der kindlichen Entwicklung beschreiben, hat mit den natürlichen Entwicklungsrhythmen des Menschen zu tun. Diese Rhythmen gründen auf uraltem Wissen, das schon zu Zeiten Babylons und des alten Ägyptens bekannt war und bis weit in die Neuzeit gepflegt wurde.

Dieses alte Wissen ging davon aus, dass unser Leben selbstverständlich von makrokosmischen Einflüssen mitbestimmt wird, wie wir es von den wechselnden Jahreszeiten, von den Einflüssen durch Sonne und Mond, aber auch von anderen Planeten her kennen.

Der Sieben-Jahres-Rhythmus in der Natur

Den Menschen war bekannt, dass viele Erscheinungen in der Natur von Siebener-Rhythmen geprägt sind, nach denen sie ihr Leben ausrichteten: So hat der Mondumlauf von 28 Tagen den Kalender von Babylon, Israel und Rom bis zu Cäsars Zeiten bestimmt. Seine vier Phasen, die Sieben-Tage-Woche, besitzen auch für uns noch Gültigkeit. Sieben Töne hat die Tonleiter, sieben Farben erkennen wir im Regenbogen. In Rhythmen von sieben Jahren verlaufen manche Lebensabläufe, auch die des Menschen. Diese Beobachtung machte schon Aristoteles, dieses Wissen war noch im Mittelalter selbstverständlich und hat früher auch unsere Gesetzgebung bestimmt, indem das Mündigkeitsalter damals nicht achtzehn, sondern einundzwanzig Jahre betrug.

Die Entwicklung des Menschen erfolgt in Sieben-Jahres-Schritten

Auch Rudolf Steiner sieht die Entwicklung des Menschen von Siebener-Rhythmen geprägt. Für die ersten drei ‹Jahrsiebte›, der Zeit von der Geburt bis zum Erwachsenwerden eines Kindes, verwendet er das Bild von der ‹vierfachen Geburt›, das die Tiefe der Entwicklungseinschnitte besser verdeutlicht, die ein Kind durch die Geburt und die Zeit um seinen siebten, vierzehnten und einundzwanzigsten Geburtstag erfährt. Wie bei allem Lebendigen sind selbstverständlich auch diese Zeitangaben nur ungefährer Art und können schwanken.

Die dreimal sieben Jahre der Kindheit

Schulreife und Zahnwechsel

In diesem Entwicklungsprozess ist die physische Geburt für ein Kind ohne jeden Zweifel der dramatischste Schritt aus der symbiotischen Zwei-Einheit mit der Mutter. Über das Stillen, die enge Zuwendung und die ständig notwendige Nähe der Mutter oder jenes Menschen, der das Kind in der ersten Lebenszeit betreut, vollzieht sich ein langsamer Lösungsprozess, der mit dem *Zahnwechsel* die ‹zweite Geburt› signalisiert – einen Reifevorgang, den wir heute als ‹Schulreife› bezeichnen, mit dem das Kind einen weiteren Schritt in die Selbstständigkeit macht.

Pubertät und Erwachsenenalter

Mit der *Pubertät*, der ‹dritten Geburt›, wird das Selbstständigwerden des heranwachsenden Kindes noch deutlicher. In dieser Zeit des Sich-Loslösens, die etwa um das dreizehnte/vierzehnte Lebensjahr beginnt und häufig von Konflikten begleitet ist, ringt der Jugendliche um sein Sich-selbst-Finden, um seine Identität als eigenständiger Mensch. Schließlich, mit etwa einundzwanzig Jahren, ist er so weit, mündig und selbstverantwortlich sein eigenes Leben zu gestalten. – Seine ‹vierte Geburt› hat ihn endgültig zu sich selbst geführt. Er ist erwachsen.

Lebendige Entwicklung verläuft nicht in linearem (geradlinigem) Gleichmaß, sondern in schwingenden Rhythmen, wie es die ganzheitliche Betrachtung alles Lebendigen lehrt. So verhält es sich auch mit der ersten Entwicklungsphase des Menschen, seinem ersten Lebensjahrsiebt. Deshalb werden wir im Folgenden die entwicklungsmäßigen Höhepunkte beschreiben und in ihrer Bedeutung erläutern. – Dies soll Sie auch dazu anregen, eigene Beobachtungen anzustellen.

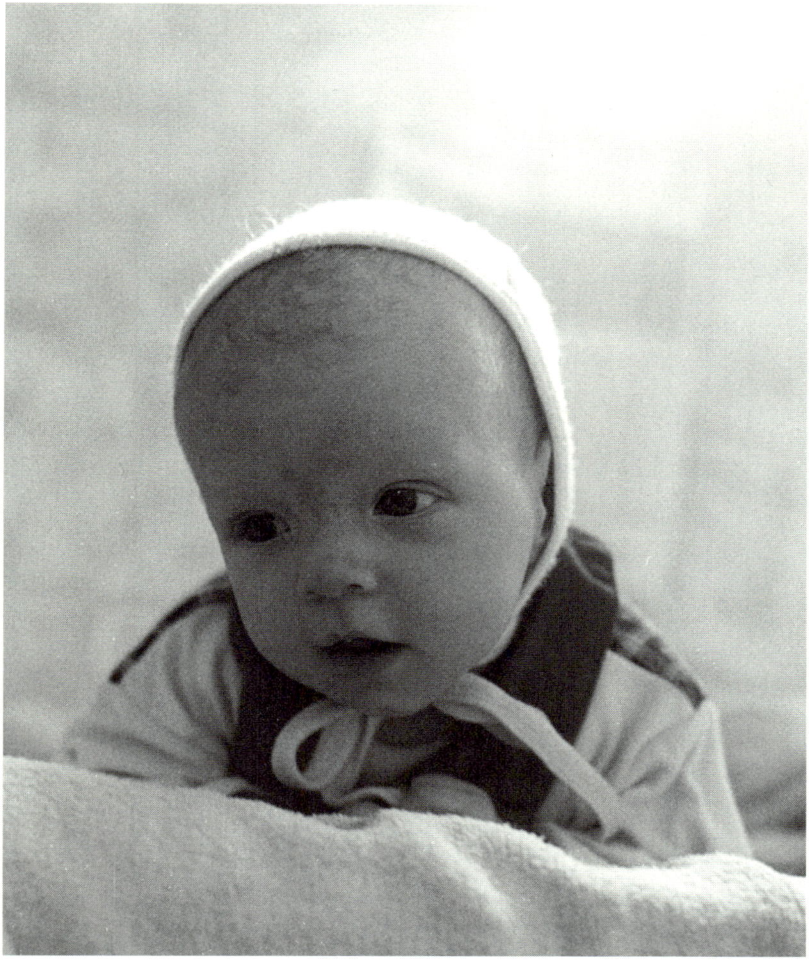

Der erste Schritt ins Leben ist getan. Doch die Geburt des Menschen ist nur der Beginn eines nie endenden Reifeprozesses.

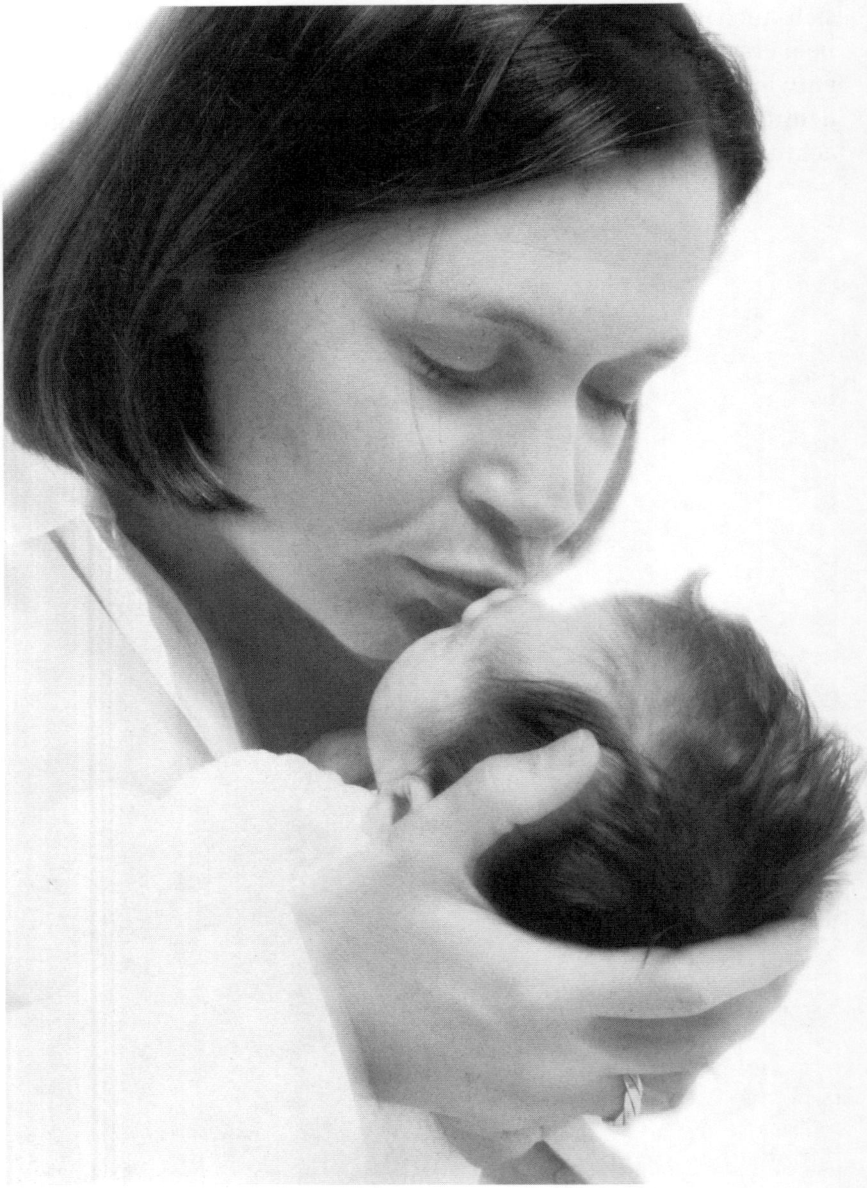

Schwangerschaft und Geburt

Die menschliche Entwicklung beginnt mit der ‹Konzeption›, der Vereinigung von Ei und Samen. Von diesem Augenblick der Befruchtung an müssen wir von einem individuellen Organismus sprechen. Durch Untersuchungen des Zellkerns ist erkannt worden, dass der Stoffwechsel in den Chromosomen-Molekülen bei jedem Menschen anders, also individuell ist. Dies gilt schon vom ersten Tag der Befruchtung an.

Die Entwicklung des Embryos

Das befruchtete Ei macht auf dem Wege vom Eileiter in die Gebärmutter mehrere Teilungen durch. Diese Teilungen bewirken eine rasante Zunahme an Zellen: Bei zwanzig Teilungen ist bereits ein Zellhaufen von über einer Million Zellen entstanden. Während dieses Zeitraumes von drei bis vier Tagen bildet dieses Zellklümpchen bereits einen Hohlraum. Es entsteht ein Oben und ein Unten, ein sich entwickelnder und ein diese Entwicklung nährender Teil, ein mikrokosmischer Gegensatz von Himmel und Erde, von Yang und Yin.

Der Beginn eines neuen Lebens

Bis hierher haben wir uns diesen stofflichen Keim in der zunächst allein wirkenden Wärmehülle des mütterlichen Organismus vorzustellen, ehe er sich nun in den Nährboden der Gebärmutter einlagert. Diese Nidation oder Einnistung geschieht etwa am sechsten Tag nach der Befruchtung. Schon zwei Tage später hat die Eizelle die Größe eines kleinen Sandkorns.

Kurz nach dieser Einnistung, diesem Verwurzeln des Keimes in die Gebärmutterschleimhaut, beginnt stürmisch die Differenzierung und individuelle Gestaltung im Inneren des Keimes. Zum Oben und Unten gestaltet sich ein Vorne und Hinten, ein Rechts und Links: Der Keim beginnt sich räumlich zu orientieren. Aus der Zweiheit entwickelt sich eine Dreiheit, die sogenannten Keimblätter, aus denen dann die verschiedenartigen Organbildungen hervorgehen. Das sind die entwicklungsmäßigen Voraussetzungen für die folgenden Wachstumsschritte:

Differenzierung während der Embryonalentwicklung

- Bildung und Formung der äußeren Gestalt und
- im Innenraum die Organentstehung und ihre Differenzierung in die Organfunktionen.

So kann bei einem sechs Wochen alten Embryo, der eine Länge von etwa 1,5 cm hat, die ganze menschliche Gestalt schon deutlich erkannt werden: ein groß ausgebildeter Kopf mit Gehirn, die Augenform und das schon kräftig schlagende Herz.

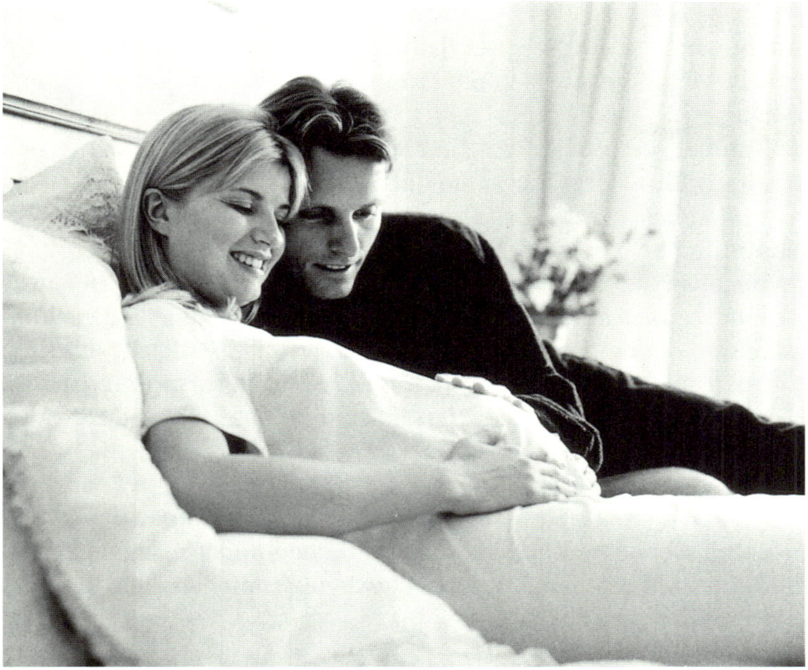

Das positive Annehmen der Schwangerschaft fördert die gesunde Entwicklung des Kindes.

Zeitgleich mit dem zellulären Bilde- und Differenzierungsprozess geht die weitere Verankerung der Frucht im mütterlichen Nährgewebe vor sich. Der Keim, der sich zuvor in einer Wärmehülle bewegte, ist jetzt voll an den Säftestrom der Mutter, an ihren vitalen Flüssigkeitsorganismus angeschlossen.

Bedürfnisse während der Schwangerschaft

Diese Begegnung der einerseits mächtigen mütterlichen mit den andererseits noch unendlich zarten kindlichen Lebenskräften bringt für die Mutter die ersten erkennbaren körperlichen Symptome und Probleme: Müdigkeit, Übelkeit, eine gewisse Unlust.

Indem Sie diese Veränderungen in Ihrer Befindlichkeit positiv annehmen – zum Beispiel dadurch, dass Sie sich die ‹dramatischen› Vorgänge, die sich jetzt in Ihrem Körper abspielen, bildlich vorstellen –, können Sie den kindlichen Bildekräften ‹seelische Freiräume› erhalten. Denn auf das ungeborene Kind wirkt sich nicht nur Ihre körperliche, sondern auch Ihre seelische Verfassung aus: Man hat herausgefunden, dass Babys im Mutterleib auf starke Stimmungsschwankungen der Mutter empfindlich reagieren.

Geben Sie ungewohnten Bedürfnissen nach!

Auch tauchen schon in der ersten Zeit der Schwangerschaft häufig besondere Bedürfnisse auf: Das können ausgefallene Essenswünsche sein oder ein vermehrtes Schlafbedürfnis. Vielleicht möchten Sie sich auch mehr als sonst bewegen, oder Sie verspüren ganz im Gegenteil ein größeres Bedürfnis nach Ruhe. Vielleicht sind Sie jetzt plötzlich ausgesprochen redselig oder aber Sie wollen nur wenig sprechen und in Ruhe gelassen werden. Gehen Sie Ihren Bedürfnissen nach! Je mehr Sie jetzt in sich hineinhorchen, desto positiver und gelassener werden Sie die körperlichen und seelischen Veränderungen aufnehmen und Ihre Schwangerschaft genießen können.

Praktische Hilfen für die Zeit der Schwangerschaft

Ein freudiges Ereignis – doch es bringt auch Belastung

- Wichtig ist, dass Sie sich vor zu viel Hektik schützen. Sie tut weder Ihnen noch dem Ungeborenen gut. Weite Reisen und zu viele Sinneseindrücke könnten Sie jetzt überfordern.
- Wenn Sie sich seelisch labil fühlen, was meist erst für die zweite Schwangerschaftshälfte zutrifft, empfehlen wir von der 20. bis 28. Schwangerschaftswoche die Einnahme des homöopathischen Medikaments *Pulsatilla D6*, das ausgleichend und innerlich stabilisierend wirkt (Dosierung: dreimal täglich 5 Tropfen).
- Mit Beginn des sechsten Schwangerschaftsmonats ist es möglich – nach Rücksprache mit Ihrem Frauenarzt –, einen Kurs für Schwangerschaftsgymnastik zu besuchen. Darin werden Sie genau über den Geburtsverlauf informiert und durch gezielte Körper- und Atemübungen auf die Geburt vorbereitet.

- Achten Sie auf eine ausgewogene, hochwertige Ernährung – möglichst aus kontrolliert biologischem Anbau, mit der Sie und das ungeborene Kind mit allem Nötigen versorgt sind. Allgemein ist zu empfehlen: Einschränkung der Kochsalzmenge, Reduzierung von Industriezucker und Weißmehlprodukten, Verzicht auf Schweinefleisch in jeder Form. Den Eiweißbedarf sollten Sie durch Milch und Milchprodukte decken. Gemüse, Salate und Obst, roh, gedünstet, getrocknet oder als Saft, hochwertige (kalt gepresste) Öle wie Sonnenblumen- oder Olivenöl sowie Butter ergänzen die Kost mit Vitaminen und Ballaststoffen. Den Fettverbrauch sollten Sie in Grenzen halten. Sowohl Sie als auch Ihr Kind haben in dieser Zeit einen erhöhten Mineralstoffbedarf, den Sie am besten durch Vollkorn- und Getreidespeisen decken können.
- Als werdende Mutter sollten Sie zudem auf eine gute Verdauung achten. Um Verstopfung entgegenzuwirken, hilft eine möglichst ballaststoffreiche Kost, dazu Dörrpflaumen und Feigen (die Sie abends in Wasser einweichen und am nächsten Morgen essen), Sauermilchprodukte (vor allem Dickmilch und Kefir) und schwefelhaltiges Mineralwasser. Wenn nötig, können Sie die Verdauung mit einem milden Abführmittel unterstützen, zum Beispiel *F. X. Passagesalz*.
- Um Ihren Kalkhaushalt zu schützen und damit für gute Zähne bei sich und Ihrem Kind zu sorgen, sollten Sie von der 10.

Wenn Sie mehr darüber wissen wollen

Bart Maris/Christa van Leeuwen, *Schwangerschaftssprechstunde. Medizinische, geistige und seelische Aspekte von Schwangerschaft und Geburt*, Stuttgart 1995

Ein umfassender Ratgeber mit allem, was eine werdende Mutter über Schwangerschaftverlauf, Untersuchungsmethoden, Komplikationen und Krankheiten wissen muss.

Schwangerschaftswoche an bis zum Zeitpunkt des Abstillens ein homöopathisch aufbereitetes Mineralstoffgemisch einnehmen (*Weleda Aufbaukalk 1 und 2*, Dosierung und Anwendung entnehmen Sie bitte dem Beipackzettel). Heute ist erwiesen, dass die Ursachen für schlechte Zähne der Kinder oft schon in der Embryonalzeit zu suchen sind.
- Dass Alkohol und Nikotin während der Schwangerschaft absolut gemieden und der Kaffee- und Teegenuss eingeschränkt werden sollte, leuchtet sicher ohne weiteres ein. Auch die kleinste Giftmenge gelangt durch den feinen Blutstrom Ihres ungeborenen Kindes in seinen sich erst entwickelnden Organismus.

Probleme während der Schwangerschaft

Übelkeit und Sodbrennen

- Vor allem während der ersten drei Schwangerschaftsmonate tritt meist morgendliche *Übelkeit* auf. Sie können sie lindern mit Pfefferminz-Kamillen- oder Leber-Galle-Tees trinken. Auch das Kauen der Schale einer ungespritzten Zitrone (sicherheitshalber trotzdem gründlich waschen) hat sich als hilfreich erwiesen. Medikamentös kann ich *Bryophyllum D1* (dreimal täglich 5 Tropfen) empfehlen, das allgemein beruhigend wirkt. Kommt es zu schwerem Erbrechen, sollten Sie allerdings unbedingt den Arzt aufsuchen.
- Auch *Sodbrennen* kann sehr lästig werden. Häufig hilft es schon, Haselnüsse lange und gründlich zu kauen, da dies die überschüssige Magensäure, Ursache von Sodbrennen, sehr gut bindet.

Wichtig: Nehmen Sie während der Schwangerschaft keine Medikamente ein – es sei denn, sie sind Ihnen vom Arzt ausdrücklich verschrieben worden.

Fragen Sie in Zweifelsfällen immer Ihren Arzt!

Sollten Sie während der Schwangerschaft zu rasch zunehmen, Schwellungen oder gar Ödeme an den Beinen feststellen oder unter Kreislaufschwäche und eventueller Blutarmut leiden, müssen Sie die Ursachen von Ihrem Arzt auch außerhalb der Vorsorgeuntersuchungen klären lassen.

Die Geburt

Geburt im Krankenhaus

‹Rooming in› – das Kind bleibt bei der Mutter

Seit einigen Jahren sieht man auch in vielen Krankenhäusern die Geburt eines Kindes wieder als natürlichen Vorgang an. Dazu gehört eine angenehme, möglichst ungestörte Umgebung, die Anwesenheit des Ehemanns/Partners oder eines anderen vertrauten Menschen und der weitgehende Verzicht auf Medikamente. Auch das Rooming-in – das Baby bleibt nach der Geburt im Zimmer der Mutter – wird heute in fast jedem Krankenhaus praktiziert, der Einsicht folgend, dass es wichtig ist, die enge körperliche und

Was Sie unbedingt wissen sollten …

Bevor Sie sich für eine Entbindungsklinik entscheiden, lassen Sie sich dort, um später nicht enttäuscht zu sein, folgende Fragen beantworten:

- Kann der Vater/eine Vertrauensperson während der Geburt anwesend sein?
- Wird mir das Neugeborene nach der notwendigen Erstversorgung sofort gegeben, kann ich es gleich anlegen?
- Kann mein Kind nach der Geburt bei mir im Zimmer sein (Rooming-in)?
- Werden alle Maßnahmen, mein Kind betreffend (Augentropfen, Vitamingaben, Zufütterung), vorher mit mir besprochen?

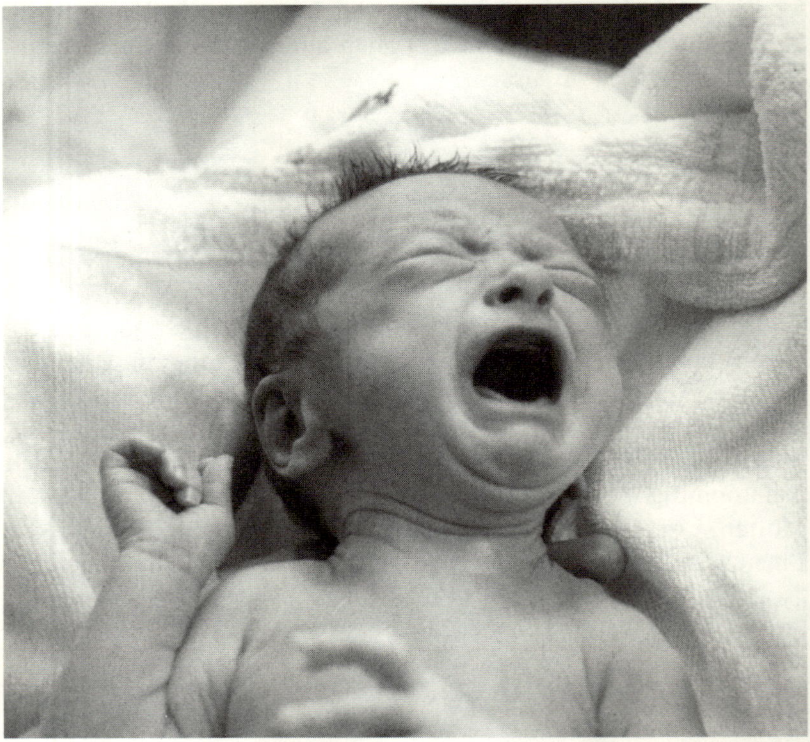

Der erste Schrei ist kein Freudenschrei! Der Verlust der Geborgenheit des Mutterleibes wird vom Kind als schmerzhaftes Erlebnis empfunden.

seelische Verbindung von Mutter und Kind auch nach der Geburt aufrechtzuerhalten.

Geburt zu Hause

Geburt in gewohnter Umgebung

Sind bei Ihnen die Voraussetzungen für eine komplikationslose Geburt gegeben, ist auch eine Entbindung zu Hause, bei der Sie Ihr Kind in der vertrauten Umgebung mit Hilfe von Hebamme, Arzt und Ihnen nahe stehenden Menschen zur Welt bringen, eine ernsthafte Überlegung wert. Zu einer Hausgeburt ist allerdings nur dann zu raten, wenn keine Risikoschwangerschaft vorliegt, wenn Sie sich in einer ruhigen Umgebung auf die Geburt vorbereiten können, von allen Aufgaben und Verantwortungen entlastet sind und wenn gewährleistet ist, dass Sie und Ihr Baby in den ersten Tagen nach der Geburt rundum gut betreut werden. Dies sind die besten Voraussetzungen, um in entspannter und ruhiger Atmosphäre Ihrem Kind den ‹Eintritt in die Welt› zu erleichtern.

Der Geburtsvorgang

Die Wehen beginnen

Die beginnenden Wehen zeigen an, dass Ihr Kind zur Welt kommen will. Die Geburt bedeutet nicht nur für Sie eine übermäßige körperliche Anstrengung, sondern ist auch für Ihr Kind eine erste und zugleich extreme Belastung: Enge, Druck und Schmerz, plötzliche Helligkeit, ungewohnte Geräusche und der ‹Temperatursturz› sind ein Schock für das Neugeborene.

Dann, unmittelbar nach der Geburt, tritt etwas Neues, Wesentliches gegenüber der bisherigen Entwicklung im Mutterleib ein: Das Kind beginnt zu atmen. Die Lungen entfalten sich, und mit dem ersten Atemzug, dem ersten Schrei, wird die Atmung in Gang gesetzt. – Ihr Kind ist jetzt ein eigenständiger Mensch.

Genießen Sie den Zauber des Augenblicks!

Jeder, der schon einmal eine Geburt miterlebt hat, kann sich noch viele Jahre später an den besonderen Zauber eines solchen Augenblicks erinnern. Dieser Schrei allerdings, der alle Beteiligten so tief bewegt, kann nicht als Freudenschrei angesehen werden: Durch den Schock der Geburt ist dieser Schrei, der erste seelische Ausdruck des Neugeborenen, eher ein Schmerzensschrei. Um so wichtiger ist es, dass mit besonderer Sensibilität und Umsicht für Ruhe, Wärme und Geborgenheit für Sie und Ihr Kind gesorgt wird.

Nach der Geburt

Wichtig ist, dass Sie und Ihr Baby sich in den ersten Tagen von den Anstrengungen der Geburt erholen und einander in Ruhe kennen lernen können.

Wir wissen heute, dass die Intimität zwischen Mutter und Kind in den ersten Stunden das Wohlergehen des Kindes und die weitere

Nähe und Zuwendung nach der Geburt sind auch für die spätere Mutter-Kind-Beziehung entscheidend.

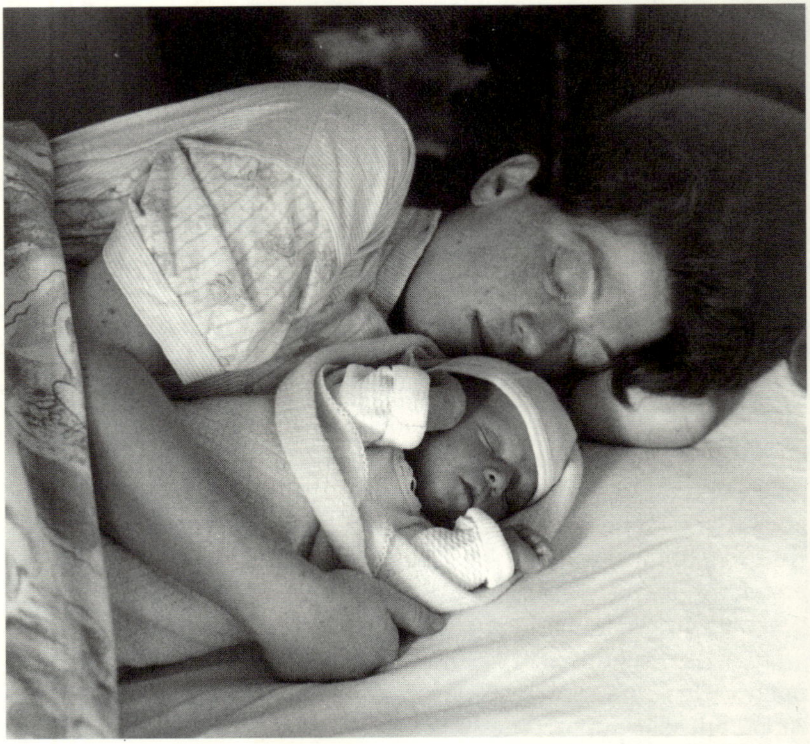

Der Kontakt zwischen Mutter und Kind muss erhalten bleiben

Mutter-Kind-Beziehung entscheidend beeinflusst. Aber die Körperwärme und die liebevollen Gefühle umhüllen nicht nur das Kind. Auch bei der Mutter verstärkt der Hautkontakt die nach der Geburt einsetzende Hormonbildung, die das Bedürfnis, sich ihrem Kind intensiv zuzuwenden, ebenso fördert wie die Milchbildung. Wenn das Baby im Neugeborenenzimmer einer Klinik liegt, die Mutter es vielleicht auch noch schreien hört, kann sich dieses Hinwendungsbedürfnis schnell in Niedergeschlagenheit, Trauer und Depression – die ‹Wochenbettdepression› – verwandeln.

Ratschläge, Anregungen, Gesichtspunkte

Bestehen Sie darauf, dass Sie Ihr Kind nach der Geburt bei sich haben können! Folgende homöopathische Mittel können Ihnen helfen, depressive Stimmungen bald zu überwinden:

- *Aurum metallicum praeparatum D10* (zweimal täglich eine Messerspitze)
- *Pulsatilla D12* (zweimal täglich 5 Tropfen)

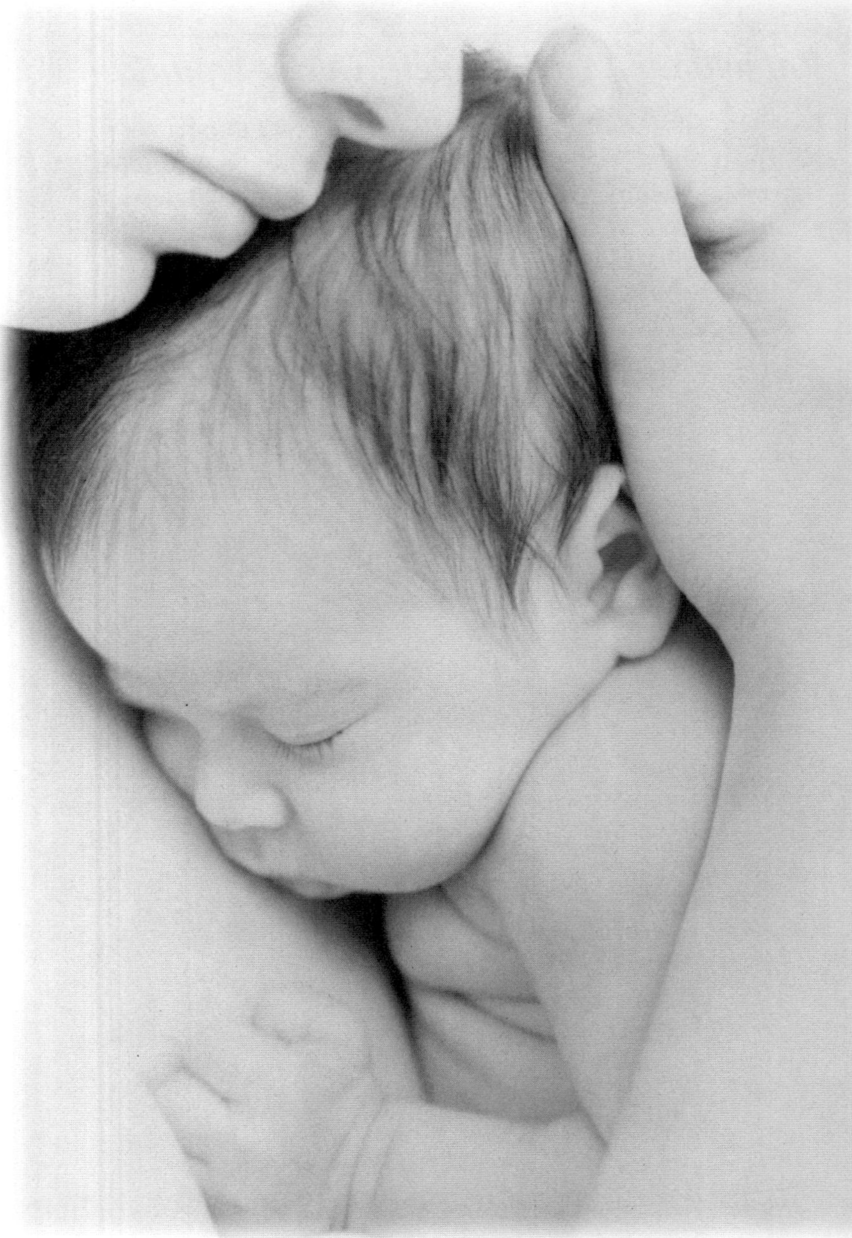

Das erste Lebensjahr

Kaum hat das Kind das Licht der Welt erblickt, sehen sich die Eltern vor eine Fülle neuer Aufgaben gestellt. Sie müssen erst noch die Sprache verstehen lernen, mit der das kleine, noch hilflose Wesen seine Bedürfnisse und Wünsche signalisiert. In welcher Umgebung fühlt es sich am wohlsten? Welche Pflege und welche Ernährung erfordert der Organismus des Neugeborenen. Und wie kann man zu seiner gesunden Entwicklung beitragen?

Die erste Zeit nach der Geburt

Schon kurze Zeit nach der Geburt verändert sich das Aussehen Ihres Neugeborenen. Die jetzt rosige Haut glättet sich, die Körperformen werden klarer erkennbar. Der kleine Körper strömt einen Duft aus, der mit keinem anderen Geruch vergleichbar ist. Dieser Duft geht bei Krankheiten (Rachitis, Ernährungsstörungen oder anders bedingtem schlechtem Gedeihen) verloren und kehrt erst wieder, wenn die Störung behoben ist. Erst später, mit dem Auftreten der ersten Zähne, verschwindet dieser spezifische Geruch.

Das Baby ‹spürt› seine Mutter

Ihr Kind nimmt anfangs seine Umgebung eher noch schemenhaft, mehr in Umrissen wahr. Anders ist es bei der Wahrnehmung der Mutter. Ihre Gesichtszüge erkennt es schon bald nach der Geburt. Das Lächeln des Kindes ist kein Reflexlächeln, wie man früher angenommen hat, sondern zeigt Ihnen, dass es Sie erkennt. Dieses ‹Erkennen› aber ist noch wenig an die Augen gebunden, es ist vielmehr die gegenseitig strömende Seelenbewegung, die Ihr Baby wahrnimmt.

Wie das Kind mit Ihnen spricht

Schon wenige Tage nach der Geburt können Sie die ersten seelischen Reaktionen Ihres Kindes beobachten. Nach der Art seines Weinens etwa wissen Sie bald, ob Ihr Baby hungrig ist, unter Blähungen leidet, ob die nasse Windel es stört oder ob es sich ganz einfach ‹langweilt› und nach Gesellschaft ‹ruft›.

Bald spüren Sie das Unverwechselbare Ihres Kindes: So schreit, ‹erzählt› oder weint nur das Ihre, es ist eine einmalige kleine Persönlichkeit. Selten stehen wir später so gebannt und so voller Ehrfurcht vor dem Menschen, der uns in diesem kleinen Kind begegnet – ein winziges Wesen, noch völlig hilflos auf unsere ständige Fürsorge angewiesen und dennoch so ‹vollkommen›.

Dieser gewissermaßen ‹himmlische Glanz› nimmt in dem Maße ab, in dem die Entwicklung fortschreitet. Die Bewegungen Ihres Babys werden im Laufe dieser ersten Wochen und Monate immer geschickter, es wird seine wachsende Muskelkraft üben, immer deutlicher auf sein Gegenüber reagieren. Noch schläft es viel, doch

Ein Moment zum Nachdenken

Zu seiner Selbstwerdung gehört auch das langsame Hineinwachsen des Kindes in die ihm vorgegebene menschliche Gemeinschaft. Wir alle haben schon einmal in der Natur oder im Film die Geburt eines Fohlens oder Kälbchens beobachtet. Auffällig ist vor allem, dass das neugeborene Tier sofort, gewissermaßen auf die Füße fallend, laufen kann. Sogar ein Elefantenbaby ist dazu in der Lage – allerdings erst nach einer Tragzeit von vierundzwanzig Monaten! Würde ein Menschenkind auf diese Weise ‹fertig› auf die Welt kommen, müsste die Schwangerschaft seiner Mutter etwa ebenso lange dauern.

Die soziale ‹Hülle›

Dieser ‹Unfertigkeit› wegen braucht das Kind auch nach seiner Geburt eine schützende soziale Hülle, um seiner Bestimmung entgegenwachsen zu können. Dieses Bestimmungsziel kann man ‹den aufrechten Gang› nennen, eine so in der Tierwelt nicht vorkommende Fortbewegungsart, die eine tiefe Bedeutung hat, wie wir später noch sehen werden (siehe S. 65). Diese erste soziale Hülle, in die ein Kind hineingeboren wird, die ihm den bestmöglichen Schutz bietet, in der es sich wohlfühlt und in der es sich richtig entwickeln kann, ist seine Familie, sind die Menschen, die ihm in den ersten Jahren seines Lebens nahe stehen.

Ihr Kind atmet die Atmosphäre seiner Umgebung

das scheinbar schlafend-unbewusste Dahindämmern Ihres Kindes darf nicht zu dem Trugschluss verleiten, dass es ohne Belang ist, was in seiner Umgebung geschieht. Schon im Mutterleib konnte es auf bestimmte Weise wahrnehmen, was in seiner Nähe vor sich ging. Darum ist es auch jetzt nicht gleichgültig, ob in seiner Umgebung gelacht oder geweint, ob gestritten oder gesungen wird. Ihr Baby atmet die Atmosphäre seiner Umgebung und die verschiede-

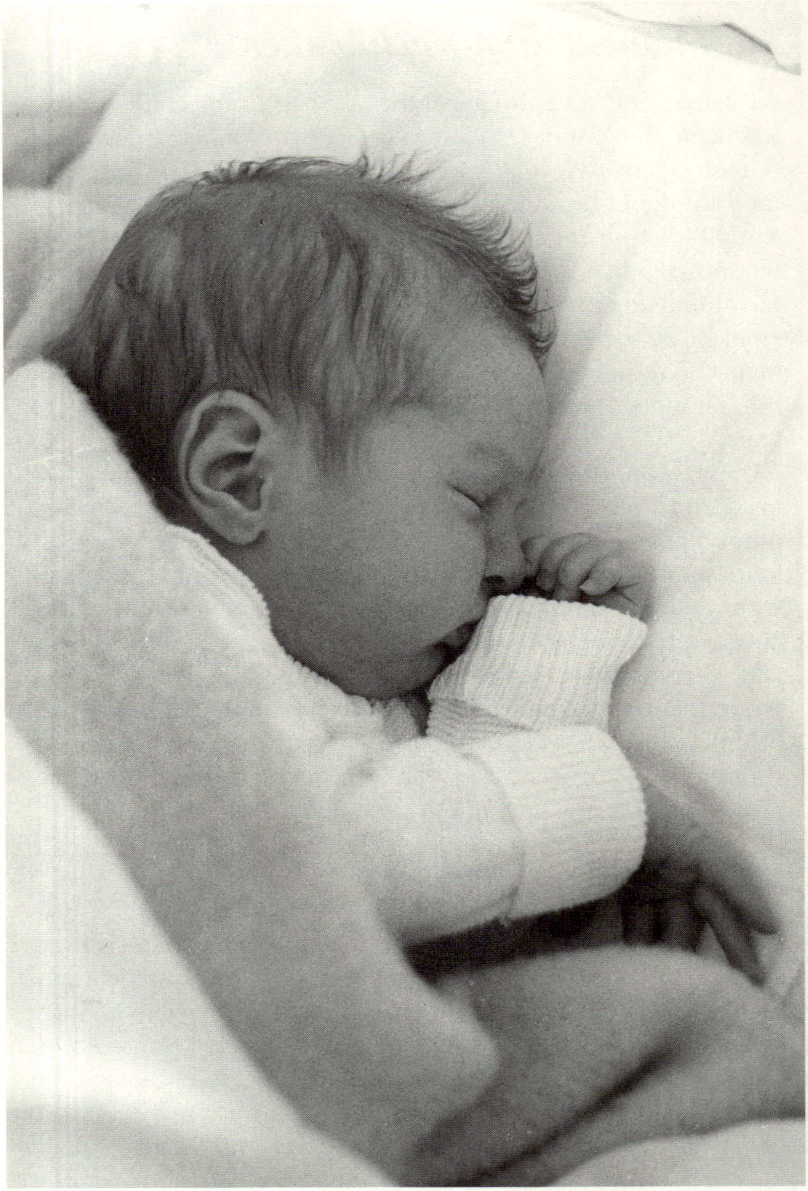

Obwohl völlig der Außenwelt abgewandt, reagiert das Neugeborene äußerst empfindlich auf störende Einflüsse seiner Umgebung.

nen Stimmungen der Menschen, die sich in seiner Nähe aufhalten, gewissermaßen ein.

Helfen Sie Ihrem Kind mit Behutsamkeit und Ruhe, mit viel Zärtlichkeit und Liebe, sich an das Leben auf der ‹Erde› zu gewöhnen.

Schützen Sie ihr Kind vor zu viel äußeren Reizen

Die sich entwickelnden Sinne Ihres Kindes sind zu Beginn seines Lebens noch äußerst empfindlich. Um Ihr Kind vor zu großer Reizüberflutung zu bewahren, ist es bei der allerorts herrschenden Lärm- und Lichtintensität ratsam, wenn Sie die schützende Hülle der häuslichen Umgebung mit Ihrem Baby während der ersten Lebenswochen nicht allzu oft verlassen.

Vermeiden Sie in der ersten Lebensphase Ihres Kindes auch zu viel helles oder grelles Licht in seiner Umgebung – es stört seine Wahrnehmungsversuche mit den Augen, was Sie an seinem irritierten Blinzeln und der Unterbrechung des Umhergleitens seines Blicks erkennen können. Vor allem aber sollten Sie keine Blitzlichtaufnahmen machen, ihr grelles Licht kann einen starken Schock auslösen, der etwa Schlaflosigkeit zur Folge hat.

Zarte Farben und gedämpftes Licht

Ihr Kind nimmt auch schon Farben wahr; beobachten Sie einmal, wie es auf bestimmte Farben, etwa auf die Farbe des Wiegenhimmels, mit seinem Trink- und Schlafverhalten reagiert. Vermeiden Sie grelle Farben ihrer aggressiven Wirkung wegen; mit zarten, pastellfarbenen Tönen dagegen wird sich Ihr Kind wohlfühlen.

Der Atemrhythmus

Einen sanften Übergang ins Leben schaffen

Alles Leben, also auch das menschliche Leben, ist durch rhythmische Abläufe geprägt: Herzschlag, Atmung, Stoffwechsel, Nahrungsaufnahme und Ausscheidung, der Wechsel von Tag und Nacht, von Neumond und Vollmond. Während Herzschlag und Kreislaufrhythmus uns nach innen orientieren, verbindet der Atem uns mit der Außenwelt.

Nachdem Ihr Neugeborenes die naturgegebene ‹Gesamtversorgung› im Mutterleib verlassen hat, muss es sich langsam auf die

Hilflos und schutzbedürftig betritt das Neugeborene die Welt. Seine neue häusliche Umgebung sollte etwas von der Geborgenheit des Mutterleibes ausstrahlen.

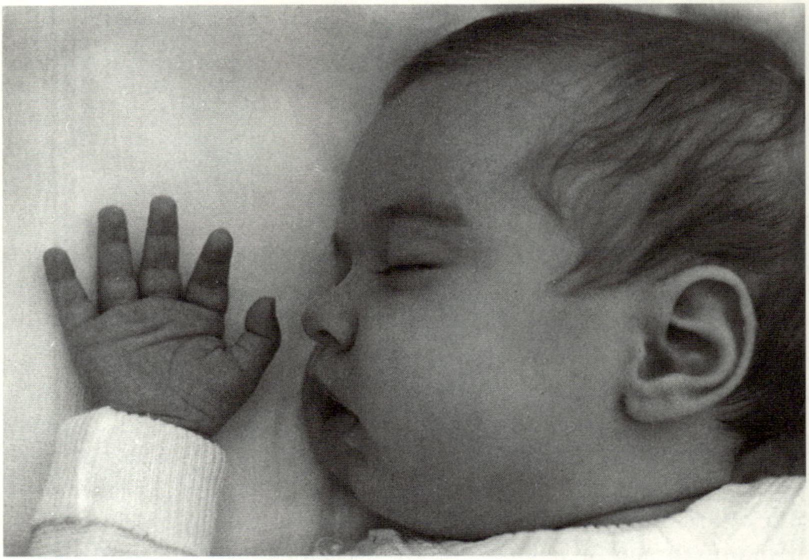

von außen gegebenen Rhythmen der Welt einstellen. Während der Herzschlag schon während der Embryonalzeit regelmäßig war, ist die Atmung – je jünger Ihr Kind ist und vor allem in der Schlafphase – noch deutlich unregelmäßig. Das An- und Abschwellen der Atemtiefe wird manchmal von Atempausen begleitet, die allerdings nur wenige Sekunden andauern dürfen. Dauern diese Atemausfälle länger als zehn Sekunden, müssen Sie Ihr Kind genau beobachten und den Kinderarzt aufsuchen. Dabei müssen durchaus keine körperlichen Ursachen vorliegen – unregelmäßiges Atmen kann schon beim Säugling Ausdruck innerer Bewegung sein.

Bei längeren Atempausen den Arzt aufsuchen!

Interessant ist, dass der unruhige Atemrhythmus in der ersten Zeit nicht während der Wachzeiten auftritt. Erst wenn später, etwa um den vierten Monat, die Sinnesorgane funktionstüchtiger und Wahrnehmen und Staunen langsam bewusster werden, kann man auch am Tag solche Atemschwankungen beobachten. Das sind dann aber normale Erscheinungen, die Sie nicht beunruhigen müssen.

Der tägliche Umgang mit dem Neugeborenen

Gewöhnung an Regelmäßigkeit

Bei dem Eingewöhnungsprozess in die Lebensrhythmen müssen Sie Ihrem Kind helfen. Ein regelmäßiger Tagesablauf macht es ihm leichter, sich in die Welt einzuleben. Natürlich ist es im Alltag unvermeidlich, dass sich hin und wieder Unregelmäßigkeiten im Tagesablauf einstellen. Wenn sie jedoch die Ausnahme bleiben, werden sie die nötige Harmonie und Ruhe nicht wirklich stören können.

Stillen im Vier-Stunden-Rhythmus

In den ersten Wochen bestimmen äußerlich Schlafen und Essen das Leben des Neugeborenen, deshalb bietet sich vor allem der Rhythmus des Stillens oder Fütterns an, um Ihr Kind an Regelmäßigkeit zu gewöhnen. Dem natürlichen Bedürfnis Ihres Kindes, jederzeit Nahrung zur Verfügung zu haben, können Sie leicht und behutsam gegensteuern, indem Sie es in den ersten sechs Wochen an einen *Vier-Stunden-Rhythmus* gewöhnen, wobei Sie es zunächst auch in der Nacht einmal stillen oder füttern sollten. Ihr Baby bekommt auf diese Weise sechs Mahlzeiten täglich und wird nach einiger Zeit – das ist von Kind zu Kind verschieden – von allein dazu übergehen, nachts durchzuschlafen.

Mit Fenchel-Tee die Zeit zwischen den Mahlzeiten überbrücken

Wenn es zwischen den Mahlzeiten unruhig wird, versuchen Sie, die Zeit mit Wiegen und Schaukeln, und wenn das nicht hilft, mit einigen Teelöffeln ungesüßtem *Fenchel-Tee* zu überbrücken.

Regelmäßiges Stillen oder Füttern im Vier-Stunden-Rhythmus hat den Vorteil, dass Ihr Kind auch weniger unter Blähungen leidet: Während dieser Zeit kann es seine jeweils letzte Mahlzeit in Ruhe verdauen. Sind die Abstände jedoch kürzer, dann kommt frische Milch zu der angedauten im Magen, und dies führt häufig zu Verdauungsstörungen, vor allem zu Blähungen.

Kann man ein Baby jetzt schon verwöhnen?

Ihr Kind will sich wohlfühlen und zeigt Ihnen durch sein Schreien, wenn es in seinem Wohlgefühl gestört ist. Jetzt müssen Sie entscheiden, wann und wie oft Sie Ihr Kind hoch nehmen. Diese Entscheidung zu treffen ist manchmal sicher nicht ganz einfach, vor allem wenn Sie wissen, dass Ihr Kind gesund ist und es ihm nach dem Stillen, dem ‹Bäuerchen-Machen› und dem Wickeln eigentlich an nichts fehlen kann.

Das richtige Maß an Zuwendung finden

Lassen Sie dennoch Ihr Kind niemals einfach schreien, denn es kann die Steigerung seiner Affekte noch nicht steuern und kommt so in einen Zustand des Außer-sich-Seins, aus dem es allein nicht mehr recht zurückfindet. Der beste Weg, um zu verhindern, dass Ihr Baby zum ‹kleinen Tyrannen› wird, der sich Ihre Nähe jederzeit durch Schreien ‹erzwingen› möchte, ist das liebevolle Eingewöhnen in einen stetigen, ruhigen Tagesablauf.

Wiegen und Tragen

Wie schon erwähnt, nimmt bereits das Ungeborene im Mutterleib die Umgebung auf seine Weise wahr. Diese Wahrnehmung ist eng mit dem Verhalten der Mutter verbunden: Ihre Bewegungen werden an das schwerelos im Fruchtwasser gebettete Kind wiegend weitergegeben, der mütterliche Atem- und Herz-Kreislauf-Rhythmus, seine Schwankungen bei Tag und Nacht prägen sich tief in sein Unbewusstes ein. So ist es ohne weiteres verständlich, warum Ihr Kind auch später die wiegende Bewegung besonders gern hat, nicht nur, wenn es getröstet werden will.

Auf die richtige Haltung des Kindes achten!

Ob Sie es in den Armen wiegen oder tragen: Die Haltung Ihres Kindes sollte möglichst horizontal sein, denn seine Wirbel sind noch sehr weich und unausgestaltet, das Köpfchen wie im Mutterleib nahe am Herzen. – Ihr Kind, das viel feiner als wir Erwachsenen wahrnimmt, kann in dieser Lage Ihren Herzschlag spüren. Natürlich gilt das nicht für Ausnahmesituationen, etwa wenn Sie das Baby nach dem Füttern hoch nehmen, um es aufstoßen zu lassen.

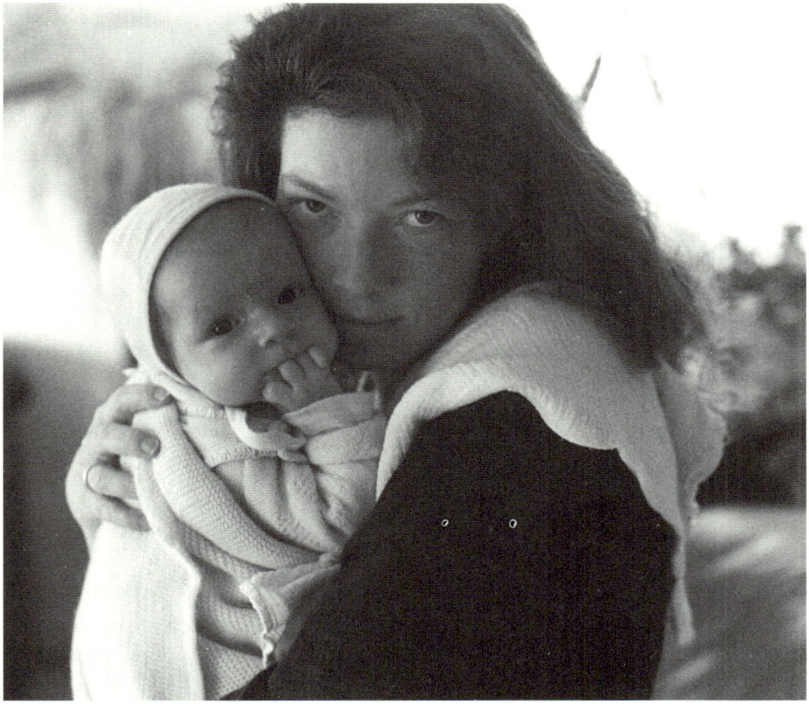

Nur vorübergehend sollte das Neugeborene in aufrechter Stellung verbleiben, um späteren Haltungsschäden vorzubeugen.

Achten Sie darauf, den kleinen Kopf Ihres Kindes mit der Hand abzustützen, bis es ihn selbst halten kann.

Wie soll das Kind liegen?

In seiner Wiege oder im Kinderbett sollte Ihr Kind abwechselnd einmal links, einmal rechts liegen. Auf dem Bauch darf es nur unter Aufsicht liegen, in der Nacht möglichst überhaupt nicht. Ein hoher Prozentsatz der Säuglinge, die den ‹plötzlichen Kindstod› starben, lag auf dem Bauch! Auch kann die Bauchlage eine Fehlstellung der Füße fördern. Lediglich bei einer Anlage zur Hüftluxation (Hüftverrenkung) ist die Bauchlage (unter Aufsicht!) von Vorteil.

Ohne Aufsicht sollte Ihr Kind nicht auf dem Bauch liegen!

Rückenlage: Gut für die Wahrnehmung

Darüber hinaus sind die Wahrnehmungsmöglichkeiten für Ihr Baby in der Rückenlage wesentlich besser: Es liegt stabil und entspannt und erlebt das Gefühl des Gleichgewichtes, kann seine Händchen und ihre Bewegungen betrachten. Auch die Beobachtung seiner Umgebung ist auf diese Weise unbeschwert möglich. Anders in der Bauchlage: Frühzeitig muss es lernen, den Kopf zu heben, damit es seine Umgebung wahrnehmen kann – eine verkrampfte Anstrengung, bei der die Arme Hilfestellung leisten müssen und so einem vorzeitigen Training unterzogen werden.

Für die ersten Wochen und Monate ist eine gut gepolsterte Wiege besser geeignet als ein Kinderbett. Steht sie neben Ihrem Bett, können Sie Ihr Kind nachts, wenn es unruhig wird oder schreit, vom Bett aus mit leichten Schaukelbewegungen beruhigen, ohne jedesmal aufstehen zu müssen.

Kinderwagen oder Tragetuch?

Tragetuch kann eine Fehlbildung der Wirbelsäule begünstigen

Häufig wird die Frage nach dem richtigen ‹Transportmittel› für Babys gestellt: Tragetuch, Tragetasche oder Kinderwagen? Grundsätzlich tun Sie Ihrem Kind durch häufiges und längeres Tragen in einem Babysack oder in einem – vielleicht auch noch falsch gebundenen – Tragetuch keinen Gefallen. Es schadet – auf lange Sicht betrachtet – der Entwicklung seines Knochensystems.

Wie schon erwähnt, ist die physiologisch richtige Lage in den ersten Lebensmonaten die Waagerechte. Ein Baby, meist mehr oder weniger senkrecht an Mutter oder Vater gebunden, wirkt trotz seiner größeren Nähe zum Erwachsenen eher angestrengt. Durch die Schwerkraft können die noch weichen Wirbelkörper in einer Fehlstellung so aufeinandergepresst werden, dass sich daraus spätere, sehr unangenehme Wirbelsäulenschäden ergeben können.

Nichts geht über den Kinderwagen

Im Kinderwagen dagegen liegt Ihr Kind entspannt auf dem Rücken, befindet sich in körperlichem Gleichgewicht, schläft oder hat Blickkontakt mit Ihnen; auch dabei ist es zufrieden und lächelt in die Welt. Für die Stadt ist wegen der Schadstoffkonzentrationen ein höher liegender Kinderwagen empfehlenswert. Kinderwagen

Was Sie unbedingt wissen sollten ...

Plötzlicher Kindstod – was kann man tun?

Mit plötzlichem Kindstod bezeichnet man ein Phänomen, dessen Ursachen noch weitgehend ungeklärt sind: Die Atmung setzt aus, das Kind ist blass und es lassen sich keine Lebenszeichen mehr wahrnehmen. Etwa ein Drittel der Todesfälle im ersten Lebensjahr sind darauf zurückzuführen.

Begünstigt wird der plötzliche Kindstod, wenn sich das Kind in Bauchlage befindet, nicht gestillt wird, wenn die Eltern rauchen oder die Wohnverhältnisse beengt sind.

Nur in wenigen Fällen setzt die Atmung von selbst wieder ein. Daher sind unbedingt Sofortmaßnahmen zu treffen. Bis der Notarzt eintrifft, sollte man den Mund- und Rachenraum des Kindes nach Spuren von Erbrochenem und festem Schleim untersuchen, diese entfernen und sofort mit Herzmassage und künstlicher Beatmung beginnen.

Mehr dazu sowie genaue Anweisungen für den Notfall finden Sie in: Michaela Glöckler und Wolfgang Goebel, *Kindersprechstunde*, Stuttgart [13]1988

mit Panoramascheiben dagegen, in denen das Baby auf dem Bauch liegend die Umgebung beobachten soll, sind zwar gut gemeint, überfluten es aber mit zu vielen Reizen, die es noch nicht verkraften kann.

Babys leiden besonders unter den Strapazen einer Reise

Immer wieder wird auch die Frage gestellt, ob man mit einem Baby eine Reise unternehmen könne. Darauf lässt sich antworten, dass jedes starke Geschaukel des Autos, jeder rasche Ortswechsel, abrupte Druckschwankungen im Flugzeug, um nur Einiges zu nennen, eine Belastung für den Entwicklungsprozess Ihres Kindes ist. Sie müssen selbst abwägen, wie wichtig für Sie die Erholung durch eine Urlaubsreise ist.

Da andererseits zufriedene und erholte Eltern ein Segen für das Kind sind, möchte ich von einer sinnvoll geplanten Reise auch nicht direkt abraten. Ist eine längere Autofahrt unvermeidlich, können Sie allzu starke Erschütterungen deutlich mildern, indem Sie – angeschnallt auf dem Rücksitz des Wagens sitzend – Ihr Baby während der Fahrt auf dem Schoß halten oder in einer – sicher angebrachten – Baby-Transportschale mitnehmen. Meist schlafen die Kinder beim Fahren sehr schnell ein und können die Reisestrapazen auf diese Weise unbeschadet ‹wegstecken›.

Babys und Sonnenlicht

Sonnenlicht beugt Rachitis vor

Wichtigste Unterstützung zur Anregung der Knochenbildung Ihres Kindes ist das Sonnenlicht. Schon das wenige Wochen alte Baby können Sie unter Beachtung bestimmter Voraussetzungen das Sonnenlicht genießen lassen: Je nach Jahreszeit mehr oder weniger warm angezogen, können Sie den Kinderwagen ins Freie – in den Garten oder auf den Balkon – stellen, ans offene Fenster schieben oder mit Ihrem Kind spazieren gehen, wobei ein zarter Schleier zu starkes Sonnenlicht etwas mildert. Beginnen Sie mit einer Viertelstunde und steigern Sie den Aufenthalt im Freien im ersten Lebensjahr langsam bis auf zwei Stunden.

Auf die mögliche Belastung Ihres Kindes durch die Auswirkungen des Ozon kann man heute noch nicht zuverlässig eingehen, da es noch keine gesicherten Erkenntnisse gibt.

Über die Rachitisprophylaxe der ‹Therapeutin Sonne› hinaus muss der Kinderarzt entscheiden, ob Ihr Kind zusätzlich medikamentöse Unterstützung braucht.

Muss Abhärtung sein?

Ihr Kind hat einen sehr sensiblen Wärmeorganismus, deshalb ist aus unserer Sicht eine Abhärtung im Säuglingsalter fehl am Platz. Das heißt keinesfalls, dass Sie Ihr Kind im Winter nicht auch bei einigen Minusgraden ausfahren können. Der Wechsel von warmer und kalter Luft schadet ihm nicht. Sie sollten aber darauf achten, dass der Körper Ihres Babys dabei nicht kalt wird.

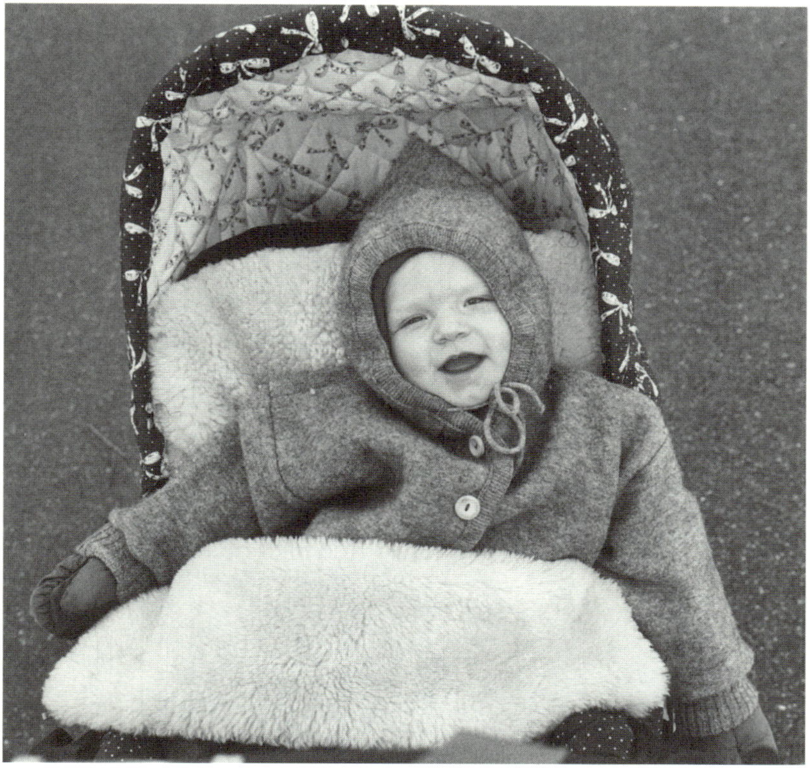

Auch in der kälteren Jahreszeit genießt Ihr Kind den Aufenthalt im Freien.

Falsch verstandene Abhärtung kann der Gesundheit schaden

Wenn Ihr Kind älter geworden ist, kann eine kalte Abwaschung nach dem Herumtollen grundsätzlich von Vorteil sein, im Allgemeinen aber stecken hinter dem Wort ‹Abhärtung› Erwachsenenvorstellungen, die für Kinder nur sehr bedingt von Nutzen sind, für Babys überhaupt nicht.

Wenn Sie darauf achten, dass Ihre Wohnung nicht überwärmt und gut gelüftet ist, und wenn sie Ihr Kind an einen möglichst regelmäßigen Tagesablauf und den langsamen Wechsel von Drinnen und Draußen gewöhnen, wird es gegenüber Witterungsschwankungen von alleine so viel Robustheit aufbauen, dass gezielte Abhärtungsmaßnahmen überflüssig sind.

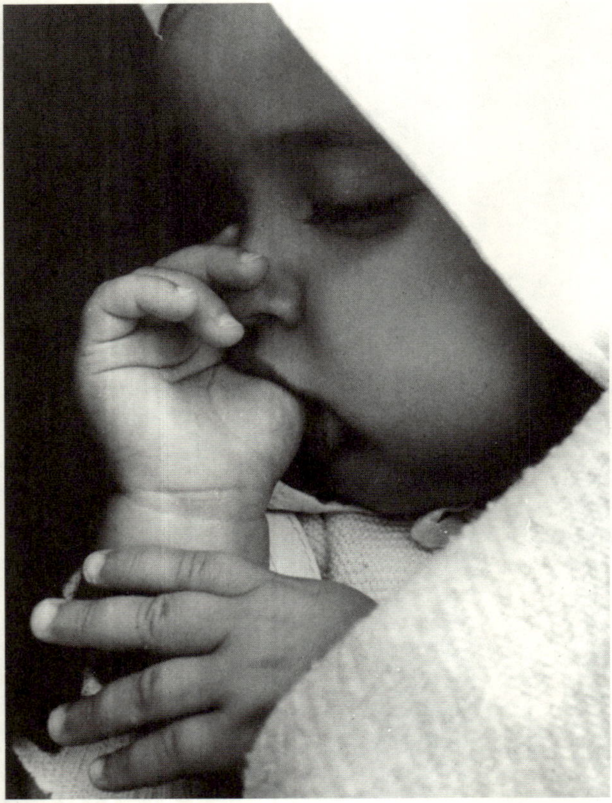

Daumenlutschen und Schnuller

Der Saugreflex löst bei Ihrem Kind Wohlbefinden und Lustgefühle aus. In diesem intensiven Gefühl nimmt sich Ihr Baby selbst wahr, wenn auch noch in einem träumend gedämpften Bewusstsein.

Sein Lutschbedürfnis ist jetzt sehr ausgeprägt, sodass der Schnuller zu einem wichtigen Beruhigungsmittel werden kann. Dennoch geben wir dem Fingerlutschen den Vorzug, nicht nur aus hygienischen und ästhetischen Gründen. Da die eigenen Finger immer zur Verfügung stehen, stillen sie zuverlässig das oft sehr intensive Lutschbedürfnis Ihres Kindes, und Ihnen wird – vor allem nachts – das lästige Suchen nach dem Schnuller erspart. Wir halten die positive Wirkung des beruhigenden Daumenlutschens für wichtiger als die mögliche Gefahr eines später leicht zu korrigierenden, etwas nach vorn gedrückten Oberkiefers.

Daumenlutschen gehört zum Wohlbefinden.

Das Bedürfnis, am Finger zu lutschen, lässt mit zunehmendem Alter Ihres Kindes von alleine nach und sollte spätestens im dritten Lebensjahr aufhören. Bei intensivem Lutschen über dieses Alter hinaus ist ein Gespräch mit Ihrem Kinderarzt notwendig; die Ursachen können sowohl psychischer Art sein, also etwa durch familiäre Probleme bedingt, als auch konstitutionelle Gründe haben. Bei der Behandlung können homöopathische Medikamente von großem Nutzen sein.

Verzichten Sie auf den Schnuller!

Die Ernährung des Kindes

Stillen und Flaschennahrung

Muttermilch – die ideale Babynahrung

Stillen ist nach wie vor das Beste für Ihr Kind. In der Muttermilch sind alle lebensnotwendigen Nährstoffe enthalten, die das Baby in den ersten Monaten braucht. Durch die genau auf seine jeweiligen Bedürfnisse abgestimmte Zusammensetzung leidet es meist weniger unter Verdauungsstörungen und Blähungen als ein mit der Flasche ernährtes Kind. Darüber hinaus ist das Stillen auch bequemer als das Füttern mit der Flasche, denn das Reinigen der Fläschchen, Zubereitungen und Aufwärmen der Nahrung entfallen, die Nahrungsquelle steht immer und überall zur Verfügung.

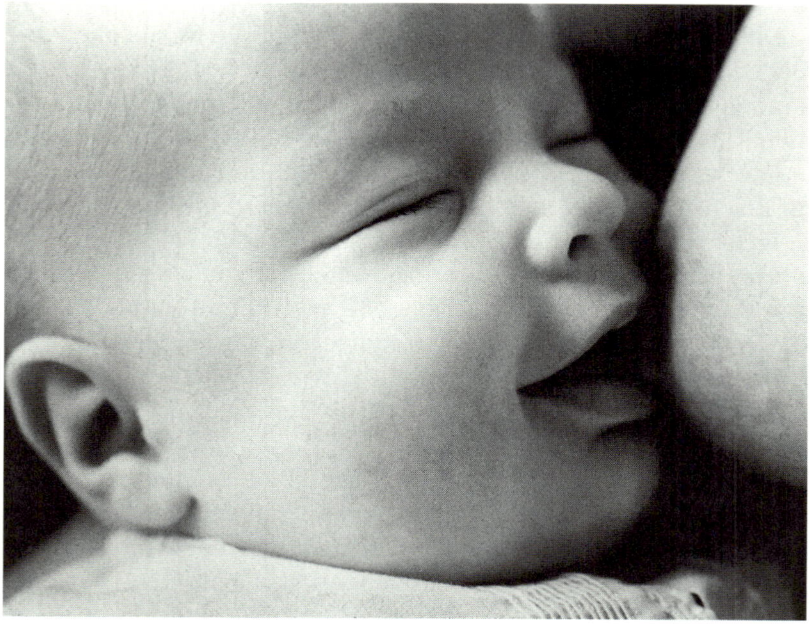

Die Freude am Stillen ist ihm ins Gesicht geschrieben! Nichts fördert besser die enge Verbundenheit von Mutter und Kind.

Adressen, Nummern, Infos

Probleme mit dem Stillen? Örtliche Stillgruppen können helfen

Stillen hat sich heute bei uns wieder so weit durchgesetzt, dass Sie bei eventuell auftauchenden Problemen, etwa wenn Sie zu viel oder zu wenig Milch haben oder wenn das Stillen noch nicht reibungslos gelingt, fast in jeder Stadt eine Stillgruppe finden, die Sie beraten kann.

Bei Fragen zum Stillen wenden Sie sich an die Arbeitsgemeinschaft Freier Stillgruppen, Gertraudgasse 4, D-97070 Würzburg, die Ihnen Anschriften der örtlichen Stillgruppen nennt.

Achten Sie darauf, Ihr Kind nach jeder Mahlzeit aufstoßen zu lassen, damit sich keine Luft im Magen ansammelt, was zu Unruhe führen kann.

Der intime Vorgang des Stillens ist eine ideale Möglichkeit, die enge Verbundenheit zwischen Mutter und Kind zu pflegen. Viele Frauen können sich noch viele Jahre später an die Wärme und das tiefe Glück erinnern, das sie während der Stillzeit mit ihrem Kind erlebt haben, und an die daraus gewonnene Kraft, die sich noch lange Zeit fruchtbar auf ihre Beziehung zu ihrem Kind ausgewirkt hat.

Wenn Sie Ihr Kind stillen, achten Sie für sich selbst auf gute, vollwertige Ernährung und vermeiden Sie blähende Kost, die auch bei Ihrem Baby zu Verdauungsproblemen führen kann. Trinken Sie viel, jedoch möglichst keinen Kaffee, schwarzen Tee und keine Cola-Getränke: Die anregenden Inhaltsstoffe gelangen über die Muttermilch in den kindlichen Organismus. Auch Rauchen während der Stillzeit schadet Ihrem Baby.

Die Dauer des Stillens

Über die Dauer des Stillens lässt sich keine genaue Zeitangabe machen. Sie ist bei jedem Kind, bei jeder Frau verschieden: Stillen Sie so lange, wie Ihr Kind und Sie das Bedürfnis danach verspüren!

Wenn Sie Ihr Kind nicht stillen können, kann das Füttern mit der Flasche zu einer vergleichbar liebevollen und engen Begegnung

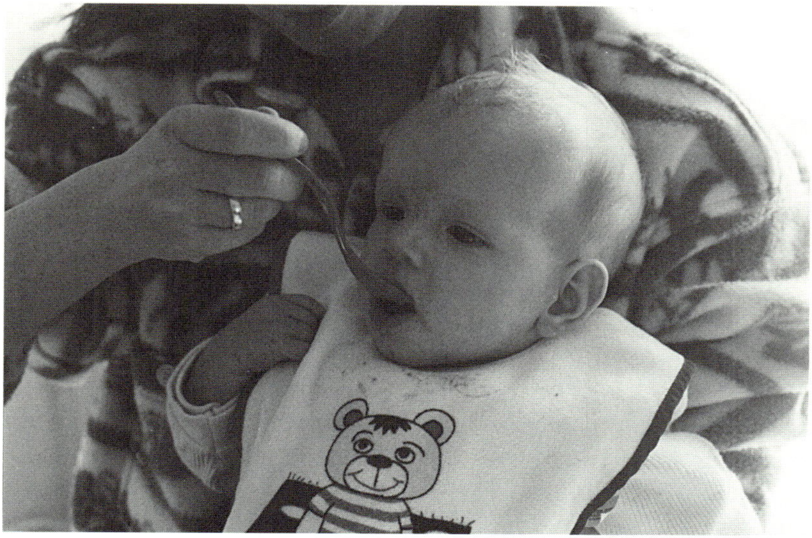

Es braucht seine Zeit, bis sich Ihr Kind an feste Nahrung gewöhnt hat. Bei ‹Flaschenkindern› kann das Zufüttern schon mit acht bis zehn Wochen beginnen.

zwischen Ihnen und Ihrem Kind werden, wie es beim Stillen der Fall ist. Wenn Sie sich genügend Zeit dafür nehmen, Ihr Kind während des Fütterns im Arm halten und es anschauen, wird auch dabei etwas von Ihnen zu Ihrem Kind überfließen.

Wann müssen Sie zufüttern?

Zufüttern, sobald die ersten Zähne kommen

Wenn Sie Ihr Kind ausschließlich stillen, kann man für die Notwendigkeit des Zufütterns als Faustregel angeben: vom Erscheinen der ersten Zähne an. Bei ‹Flaschenkindern› empfiehlt sich das Zufüttern schon mit acht bis zehn Wochen.

- Beim Zufüttern hat sich die Zugabe von einigen Löffeln Karotten-Kartoffelbrei vor der zweiten Brustmahlzeit bewährt (Karotten und Kartoffeln kochen und pürieren), wobei Sie langsam täglich um zwei bis drei Teelöffel steigern, bis die ganze Mahlzeit durch Gemüsebrei ersetzt ist.
- Dem Gemüse können Sie nach Belieben Getreide, Reis und etwas Butter oder Sahne (etwa einen Teelöffel) zufügen. Auf glei-

che Weise können Sie dann vor der dritten Brustmahlzeit mit einem Obstbrei verfahren: Hat Ihr Kind eher dünnen Stuhl, verwenden Sie Apfel, bei eher festem Stuhl nehmen Sie Birnen.
- Dem geriebenen Obst setzen Sie etwas zerriebenen Zwieback (aus kontrolliert biologischem Anbau) und später – wenn die Hälfte der Brustmahlzeit durch den Obstbrei ersetzt ist – Sauermilchprodukte aus Quark, Bioghurt oder Kefir zu. Südfrüchte und Säfte können Sie getrost weglassen.
- Säfte – auch frisch gepresste! – fördern ihres Zuckergehaltes wegen die Schlecklust und können den Zähnen schaden.

Ernährung ab dem 7. Monat

Vom siebten Monat an wird die Kost immer fester. Ob Sie, sofern Sie stillen, die Brustmahlzeiten fortsetzen oder durch Getreidebrei ersetzen, hängt von Ihnen und Ihrem Kind ab. Das Getreide sollte aus kontrolliert biologischem Anbau stammen und möglichst frisch geschrotet werden, damit seine volle Lebenskraft erhalten bleibt. Wechseln Sie dabei ab zwischen den verschiedenen Getreidearten Dinkel, Hirse, Gerste, Hafer und Reis. Mit Salz sollten Sie bei der Zubereitung vorsichtig umgehen.

Zucker, Honig, Fleisch und Eier

Braucht Ihr Kind diese Lebensmittel? Warm, feucht und süß – so möchte es Ihr Baby zu seinem Wohlbefinden haben. Die Muttermilch enthält den dafür notwendigen Zucker, der als Energiespender lebenswichtig ist.

Süßen – aber mit Maß!

Wenn Sie Ihr Kind nicht stillen, ist grundsätzlich eine selbst hergestellte Schleim-Milch-Ernährung zu empfehlen, der Sie immer etwas Zucker zufügen müssen, allerdings unbedingt den ungereinigten Rohzucker mit seinen Vitaminen und Mineralien, die dem gereinigten weißen Zucker fehlen. Andernfalls nimmt sich der Organismus diese Wirkstoffe aus dem vorhandenen Grundbestand des Stoffwechsels und schwächt so die Zahnbildung, das Verdauungssystem und den wichtigen Aufbau der Abwehrkräfte.

Ein Moment zum Nachdenken

Fleisch- und Eier-Eiweiß hat einen anderen Aufbau als das Milcheiweiß und kann dadurch dem Stützgewebe, den Muskeln, Sehnen und Knochen, tatsächlich einen Wachstumsimpuls geben; auf diese Weise ernährte Kinder wirken robuster und sitzen, krabbeln, stehen und laufen früher. Aber ist das unbedingt ein Gewinn? Maßvolles Wachstum in Harmonie mit der Nerven-Sinnes-Entwicklung (vgl. S. 16 ff.) gibt Ihrem Kind die Ausgeglichenheit, die es vor Nervosität, Unruhe und seelischer Labilität schützt. Seine innere Entwicklung muss mit der äußeren Schritt halten können.

Ist eine frühe Entwicklung wirklich ein Gewinn?

Honig ist noch ungeeignet

Honig ist kein Zuckerersatz und im ersten Lebensjahr in jeder Form ungeeignet. Wegen der ihm eigenen Enzyme und Hormone kann er den Stoffwechsel deutlich belasten. Vom zweiten Lebensjahr an können Sie ihn in begrenzter Menge problemlos verwenden. Bei Erkältungskrankheiten ist er dann – zusammen mit Zitronensaft – ein willkommener Zusatz zum Lindenblütentee.

Von Süßstoff in jeder Form ist abzuraten, da er den empfindlichen kindlichen Magen belastet.

Auf Fleisch und Eier kann man verzichten

Im Hinblick auf Fleisch und Eier lässt sich sagen, dass der Verbrauch an tierischem Eiweiß bei Erwachsenen in den Industrieländern heute außerordentlich überhöht ist. Ihrem Baby wird durch die Milch- und Schleimprodukte genügend Eiweiß zugeführt, und zwar in einer Form, die sein Organismus optimal verarbeiten kann, sodass es keine Zusätze von Fleisch und Eiern für eine gesunde Ernährung braucht.

Ausnahme bei Blutarmut

Etwas anders verhält es sich mit schwächlichen, anämischen (blutarmen) und in der physischen Entwicklung zurückgebliebenen Kindern. Hier kann es, trotz ausreichender Eiweißzufuhr durch Milch und Getreide, richtig sein, die Ernährung mit Fleisch und Eiern anzureichern, um dem körperlichen Wachstum des

Wenn Sie mehr darüber wissen wollen

Dagmar von Cramm, *Was Babys schmeckt und gut bekommt*, München 1990
Dagmar von Cramm, *Was kleine Kinder geme mögen*, München 1992
Udo Renzenbrink, *Ernährung unserer Kinder*, Stuttgart [8]1992
Michaela Glöckler und Wolfgang Goebel, *Kindersprechstunde*, Stuttgart[13]1988

Kindes besondere Impulse zu vermitteln. Wenn Sie sich in dieser Frage nicht sicher sind, sprechen Sie darüber mit Ihrem Kinderarzt.

Die richtige Körperpflege

Zu viel Seife schädigt die Haut

Babys werden meist zu oft gebadet. Ein- bis höchstens zweimaliges Baden (ohne Zusätze) in der Woche genügt vollkommen. Durch tägliches Baden, vor allem mit Seife, wird die natürliche und damit wichtige dünne Fettschicht auf seiner Haut entfernt. Es genügt, wenn Sie die durch Stuhl, Urin und eventuell Erbrochenes verunreinigten Stellen täglich einmal mit etwas warmem Wasser säubern.

Pflege im Nabelbereich

Wenn der Nabel abgefallen ist – etwa zwischen dem dritten und zehnten Tag –, schützen und pflegen Sie den Nabelbereich noch einige Tage mit *Wecesin*-Puder. Nach jedem Bad sollten Sie die empfindliche Haut Ihres Kindes mit etwas *Calendula-Kinderöl* einreiben.

Lassen Sie das wöchentliche Baden zu einem Genuss für Sie und Ihr Baby werden: Es liebt die Schwerelosigkeit, die es im warmen Wasser erfährt; das Plantschen und Spielen fördert die lustvolle Selbstwahrnehmung Ihres Kindes in seinem kleinen Körper.

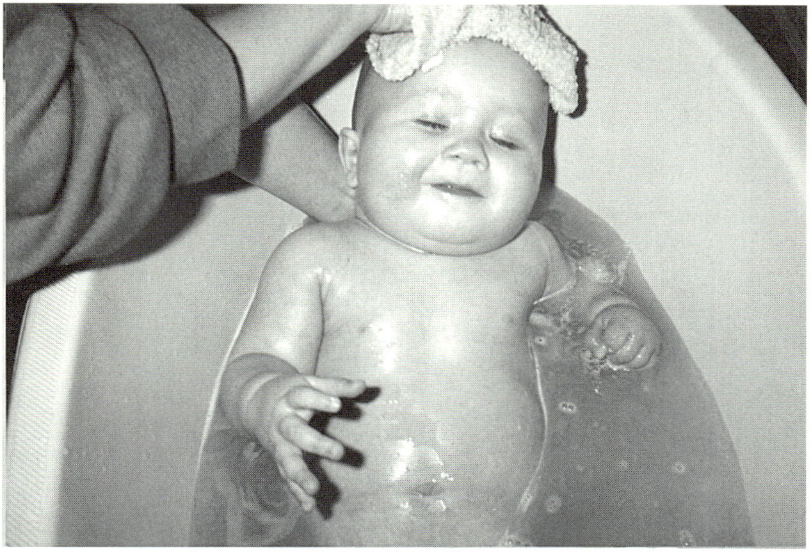

Was könnte es Schöneres geben, als im Wasser zu plantschen. Zu häufiges Baden schädigt jedoch die empfindliche Haut Ihres Kindes.

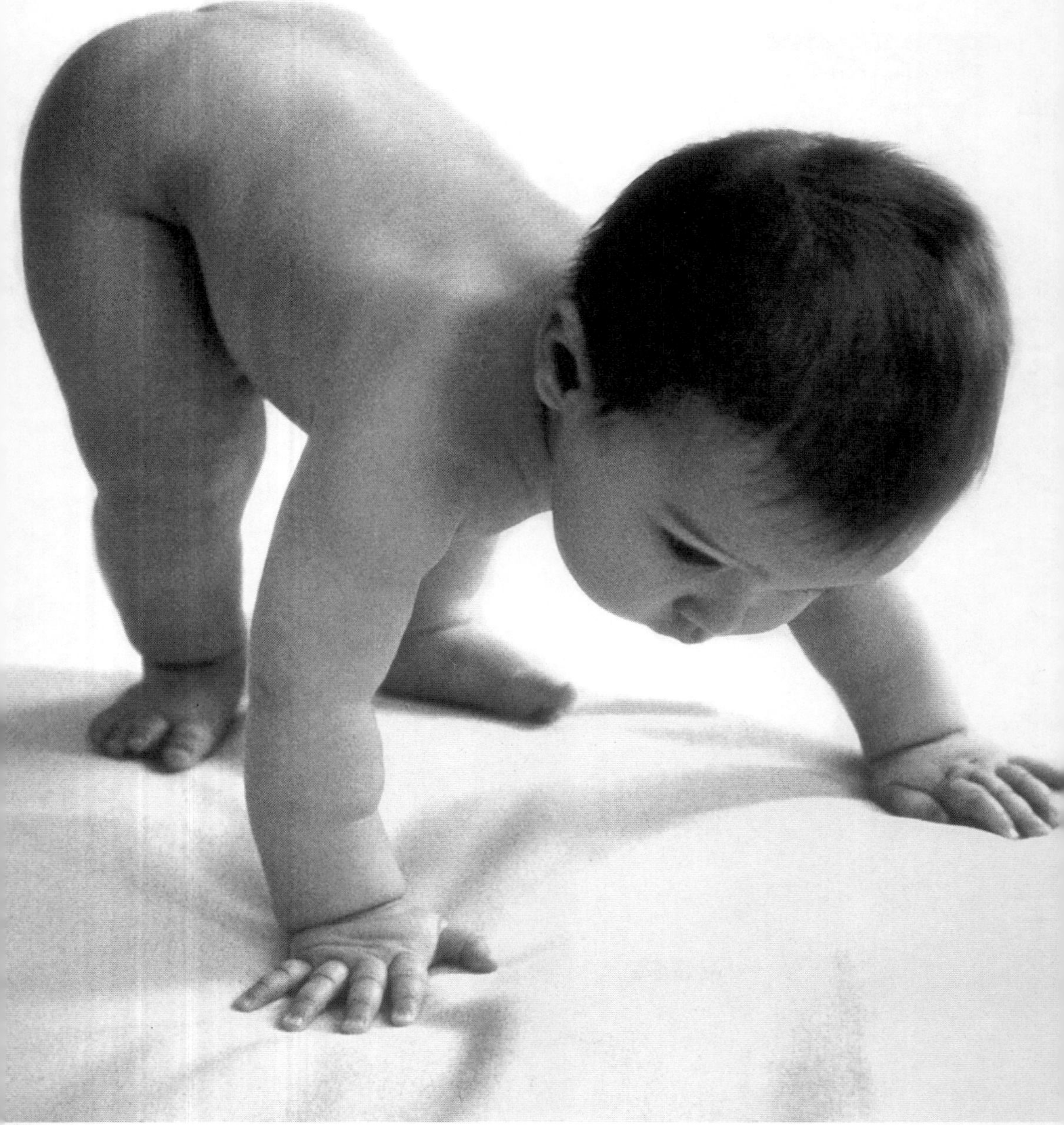

Die Entwicklung im ersten Lebensjahr

Bis zum Ende seines ersten Lebensjahres wird sich das Baby, das jetzt noch vollständig auf die Hilfe der Eltern angewiesen ist, zu einem Kleinkind entwickeln, das laufen und erste Worte sprechen kann. Zu keiner Zeit seines Lebens macht ein Mensch so große Fortschritte in seiner Entwicklung, bringt er dafür so viel Aktivität auf wie in seinen ersten zwölf Lebensmonaten. Die einzelnen Entwicklungsschritte, die das Kind in dieser Zeit durchläuft, wollen wir im Folgenden genauer betrachten.

Die empfindlichen Sinne des Neugeborenen

Das erste Lebensjahr ist die entscheidende Phase im ganzen menschlichen Leben. Darin sind sich heute die Psychologen trotz vieler unterschiedlicher Ansichten im Einzelnen ziemlich einig. Die Familie bietet – und sei es die kleinste Familieneinheit – die erste soziale Geborgenheit, auf die das kleine Wesen angewiesen ist (siehe S. 37).

Ein Moment zum Nachdenken

Schon in den ersten Wochen nach der Geburt unterscheidet das Kind einen freudigen von einem traurigen Gesichtsausdruck des Menschen, der ihm nahe ist – also viel früher, als man noch vor einiger Zeit annahm. Man hat festgestellt, dass Eltern in den ersten Wochen nach der Geburt instinktiv jene Entfernung oder besser jene Nähe aufsuchen (20 bis 30 cm), in der das Kind ein Gesicht und seinen Ausdruck visuell erfassen kann.

Das Baby horcht in die Welt hinein

Die außerordentlich empfindlichen Sinne des Neugeborenen sind noch nicht sehr differenziert. Es nimmt seine Umgebung, die es umgebende Atmosphäre mit seinem ganzen Wesen wahr, wobei dem Gehörsinn eine besondere Bedeutung zukommt. Beobachten Sie einmal, wie schon ein plötzliches lautes Geräusch Ihr Baby schreckhaft zusammenzucken lässt.

Dass der Hörsinn beim Säugling als erster der Fernsinne (Hören, Sehen, Riechen) so deutlich in Aktion tritt, hat einen tiefen Sinn. Mit seiner Funktion dringen ja nicht nur die Geräusche der Außenwelt ins Innere des Kindes, sondern das Ohr ist das Eingangstor für das, was uns erst zum Menschen werden lässt: die *Sprache!*

… und reagiert auf seine Umgebung

Wenn Sie Ihr Kind beobachten, können Sie schon unmittelbar nach der Geburt erkennen, wie es versucht, seine Augen der Richtung zuzuwenden, aus der eine menschliche Stimme an sein Ohr dringt. Wir wissen heute, dass die akustische Wahrnehmung schon während der Embryonalzeit beginnt und dass ein Neugeborenes die Stimme seiner Mutter (wieder-)erkennt. Damit lässt sich das immer noch weit verbreitete Vorurteil widerlegen, dass ein Baby in seinen ersten Lebenswochen ein passives Wesen sei: Ihr Kind muss eine außerordentliche Aktivität aufbringen, um zu lernen, seinen Blick der Sprachquelle zuzuwenden.

Überfordern Sie Ihr Kind nicht!

Stellt man die Wiege oder das Kinderbettchen in ein Zimmer, in dem lebhafte Unterhaltung in ungebremster Lautstärke stattfindet, wird Ihr Kind auf diese akustische Belastung entsprechend reagieren. Es ist ein Irrtum zu glauben, dass ein meist schlafendes Baby unbedingt alles mitbekommen sollte, um rechtzeitig ‹normale› menschliche Verhaltensformen kennen zu lernen. Kinder, die man solchen Torturen aussetzt, können gar nicht anders, als bestimmte Schutzreaktionen, Abstumpfungsreaktionen zu entwickeln, die ihnen für ihr späteres Leben Schaden zufügen.

Falsch ist es auch zu meinen, dass die Entwicklung der natürlichen menschlichen Sensibilität Ihr Kind später zu anfällig macht für die harten Einflüsse der Welt. Ein in körperlicher, seelischer und geistiger Hinsicht gesund aufwachsendes Kind wird den Belastungen der Welt besser gewachsen sein, die von selbst auf es zukommen.

Ein Moment zum Nachdenken

Jede Entwicklung, vor allem die eines Kindes, ist ein eigener dynamischer Prozess und Erziehung deshalb keine Aufgabe, bei der vorher festgelegte Ergebnisse zu erreichen wären. Im besten Fall bedeutet Erziehung das aufmerksame und sorgsame Begleiten der natürlichen Entwicklungsschritte Ihres Kindes; und so wird Erziehung zum lebendigen gegenseitigen Austausch zwischen Ihnen und Ihrem Kind.

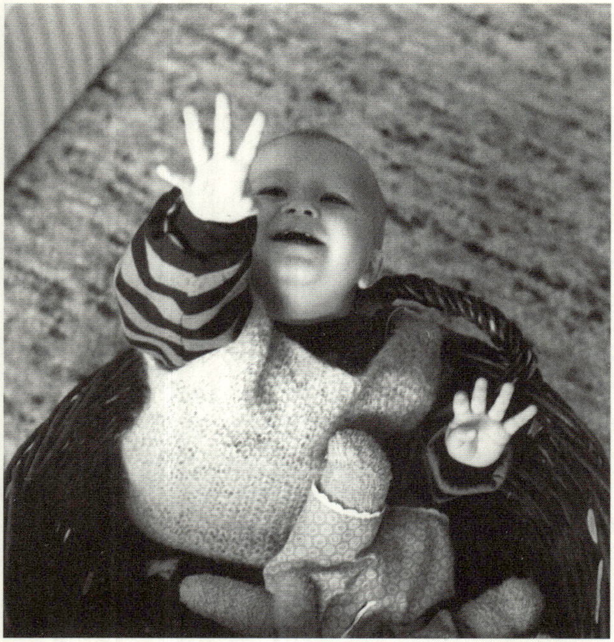

Das Kind erlebt seine Umwelt

Heute wissen wir sehr gut, dass das spätere Sprechenkönnen vom frühen Hören bestimmt wird, wie es sich durch die Ursachenforschung bei taubstummen Kindern gezeigt hat. Deren Defekte an den Sprachorganen (Kehlkopf und Stimmbänder) werden allein durch die Taubheit verursacht, wobei hörgeschädigte Kinder fast immer noch über einen Hörrest verfügen. Je früher man also eine Hörbehinderung feststellt – etwa wenn ein Baby auf Geräusche nicht reagiert –, je früher also eine gezielte Therapie einsetzen kann, um den noch vorhandenen Hörrest zu entwickeln, desto größer sind die Heilungschancen.

Das Baby braucht einen ‹Ansprechpartner›

Das Kind hat ein Gespür für Nuancen

Ein gesundes Baby stellt sich mit seinem ganzen Wesen auf die Sprache seiner Umgebung ein. Die nächsten ‹Ansprechpartner› sind vor allem die Mutter, der Vater oder jene Menschen, die am häufigsten mit ihm zusammen sind. Aus vielen heute als gesichert geltenden wissenschaftlichen Beobachtungen wissen wir, wie detailliert ein Kind alle Nuancen im Klang und in der Stimmung der Sprache seiner Eltern wahrnimmt.

Wenn wir hier von Wahrnehmung sprechen, bedeutet dies etwas anderes als die Wahrnehmung des Erwachsenen. Ihr Kind verfügt noch nicht über ein denkendes Bewusstsein, mit dem es seine Beobachtungen begrifflich registrieren könnte, wie Erwachsene es tun. Es ist aber sehr wohl in der Lage, Ihre innere Stimmung wahrzunehmen, die sich vor allem im Klang Ihrer Stimme zeigt. Vielleicht haben Sie schon bemerkt, dass Sie Ihrer Stimme beim Wickeln, Füttern oder Baden instinktiv einen singenden Ton verleihen oder Lieder dabei singen. Sie können Ihrem Kind nichts Schöneres antun!

Die Mutter-Sprache

Hören ist Voraussetzung für das Sprechenlernen

Alle Anlagen zur Menschwerdung sind dem Kind schon mitgegeben, liegen in seinem biologischen Erbgut bereit, sie müssen aber von außen her angesprochen und ‹herausgelockt› werden, um gelebt werden zu können. Das können Sie auch an dem Phänomen sehen, dass Ihr Neugeborenes, aufrecht in die Luft gehalten, mit den Beinen reflexartige Gehbewegungen macht – ein Hinweis auf die ihm eingegebene Weise seiner späteren Fortbewegung.

Ähnlich ist es mit dem Spracherwerb. Ein gesundes Kind hat alle physiologischen Voraussetzungen, um sprechen zu lernen. Wenn es nicht angesprochen wird, verkümmern diese Sprechwerkzeuge, denn Hören geht dem Sprechen voraus.

Die Grundlage für den späteren ‹Sprachhorizont› wird geschaffen

Dass wir von unserer Sprache, die wir von Kindheit an sprechen, als unserer Muttersprache reden, hat so ihren tiefen Sinn, denn Ihr Kind wird in diesem frühen Stadium auf selbstverständliche Weise in den ‹Sprachraum› der Mutter eingeführt. Wie umfassend der ‹Sprachhorizont› ist, der Ihrem Kind später zur Verfügung stehen wird, hängt zu einem großen Teil davon ab, wie Sie von Anfang an zu ihm sprechen. Nichts ist für ein Kind schlimmer, als wenn man, aus welchem Grund auch immer, nicht zu ihm spricht.

Die erste ‹Unterhaltung› mit dem Kind

In dem Maß, in dem Sie sich Ihrem Kind sprachlich lebendig zuwenden, erlebt es einen hellen Strom menschlicher Nähe. In

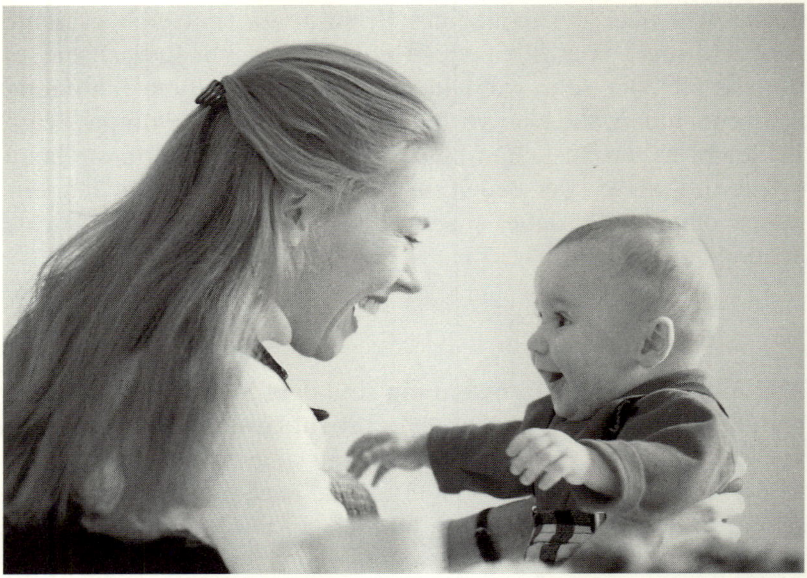

Schon vor dem eigentlichen ‹Sprechenlernen› ist eine Unterhaltung mit dem Kind möglich.

diesem Strom fühlt es sich aufgehoben und wird bald versuchen, erst langsam, dann immer deutlicher zunächst Mimik, später auch Gestik und schließlich Laute nachzuahmen.

Freude an der Kommunikation

Etwa vom sechsten Monat an können Sie wahrnehmen, wie Ihr Kind versucht, sein inneres Befinden in Lauten kund zu tun. Das kann zu einer regelrechten Unterhaltung führen, in der sich Rede und ‹Gegenrede› deutlich unterscheiden. Ihre Freude an einer solchen ‹Unterhaltung› wird Ihr Baby meist mit lautem Jauchzen und Lachen beantworten. Dabei werden Sie wie selbstverständlich die richtige Sprachmelodie finden, wobei Ihr Kind erfahrungsgemäß ansteigende Satzmelodien lieber hat als abfallende, höhere Stimmlagen lieber als tiefere.

Vermeiden Sie ‹Babysprache›

Die Babysprache, in der so häufig zu kleinen Kindern gesprochen wird, sollten Sie vermeiden. Sie schadet Ihrem Kind mehr als sie ihm hilft, Sie zu ‹verstehen›.

Ein Moment zum Nachdenken

Sie können sich den Zusammenhang von Hören und Sprechen an einem kleinen Selbstversuch klarmachen:

Achten Sie einmal darauf, was in Ihnen vorgeht, wenn Sie versuchen, sich vor dem Einsatz beim Singen innerlich und mit der Stimme auf einen bestimmten Ton ‹einzustimmen›: Sie hören den vorgegebenen Ton und versuchen jetzt mehr oder weniger bewusst, Kehlkopf und Stimmbänder so zu organisieren, dass beim Einsetzen der Stimme der gewünschte Ton erklingt. Sie können dabei spüren, wie bildsam Ihr Kehlkopf ist.

Noch viel flexibler ist der Kehlkopf Ihres Kindes. Es versucht, die Töne der Sprache seiner Mutter, seines Vaters nachzuformen, es bildet die spätere Fähigkeit zur Mutter-Sprache aus.

So lernt Ihr Kind ‹denken› und ‹verstehen›

Nun könnten Sie fragen, wie Ihr Kind, wenn es noch nicht begrifflich denken kann, überhaupt denken und damit ‹verstehen› lernt. Nach allem, was aus zahllosen Beobachtungen der Psychologie darüber festgestellt werden konnte, lässt sich vereinfachend sagen:

Denken heißt: Zusammenhänge herstellen

Ihr Kind ‹denkt› zunächst in Zusammenhängen der Vorgänge, die sich regelmäßig in seinem Leben abspielen. Die prägt es sich ein und verinnerlicht sie. Diese Zusammenhänge sind es, die sein Lebensgefühl gestalten. Wenn Sie also zum Beispiel Ihr Baby nach der letzten Mahlzeit gewickelt in sein Bettchen legen, wenn Sie ihm ein Lied gesungen oder ein anderes ihm bekanntes Zeremoniell beendet haben, schläft Ihr Kind ein. Wacht es aus irgendeinem Grund in der Nacht auf und sieht ein anderes Gesicht als das ihm vertraute über seinem Bett, wird es aller Erfahrung nach unglücklich sein und schreien – der ihm gewohnte Ablauf in Gestalt der üblichen Bilder, die diesen Ablauf begleiten, ist schmerzhaft durchbrochen.

Mit zunehmendem Alter wird Ihr Kind immer mehr solcher Vorgänge verinnerlichen können, bis es eines Tages, mit steigender

Ein Moment zum Nachdenken

Auch die Gehirnbildung hat großen Anteil an diesem Kommunikationsvorgang zwischen Ihnen und Ihrem Kind. Es wird mit einer unendlich großen Anzahl von Gehirnzellen, den Neuronen, geboren. Wie umfassend verwendbar aber dieses Werkzeug ‹Gehirn› später ist, hängt nicht nur von der Anzahl der Gehirnzellen ab, sondern auch von der Anzahl der Neuronenverbindungsnetze, die sich im Wesentlichen erst nach der Geburt bilden. Diese ‹Vernetzung der Gehirnzellen›, die Neuronenverbindungen sind die Grundlage für die spätere geistige Leistungsfähigkeit Ihres Kindes. An ihrer Ausbildung hat die Sprache, in der Sie zu Ihrem Kind sprechen, entscheidenden Anteil, wie die Forschung bewiesen hat.

Intelligenz durch menschliche Nähe?

Sie könnten jetzt schlussfolgern, dass dann ein Tonbandgerät neben der Wiege oder dem Kinderbett dabei helfen müsste, aus einem Baby ein frühreifes Genie zu machen. Sicher finden Sie diesen Gedanken so absurd, wie er ist. Organisches Wachstum und lebendige Entwicklung brauchen organische und lebendige Wachstumsbedingungen. Sprache ist ein lebendiges Ganzes und bedeutet den lebendigen Austausch zwischen Ihnen und Ihrem Kind, auch wenn es die Worte noch nicht in dem Sinne versteht, wie wir Erwachsene mit Hilfe unseres Begriffssystems Vorgänge und Zusammenhänge sachgemäß bestimmen und einordnen.

Bewusstheit und fortschreitender Sprachnachahmung, sein ‹Gegenüber› zum ersten Mal sprachlich benennt: ‹Mama›.

Das erste Wort

Dieses Benennen aber ist viel mehr als die einfache Aussage: ‹Das ist Mama.› In dieses Wort sind alle lebendigen Vorgänge aus dem Miteinander seines ersten Lebensjahres eingegangen. ‹Mama› ist, so gesehen, also nicht ein einfaches Wort, sondern ein Lebensgefühl, das Ihr Kind erst später in Sätzen, also sprachlich, auszudrücken lernt.

Laufen, Sprechen, Begreifen – die ersten Schritte ins Leben

Sprache und aufrechter Gang – Ausdruck des erwachenden Bewusstseins

Gleichzeitig mit diesem präverbalen (vorbegrifflichen) Spracherwerb geschieht etwas anderes, ebenso Wichtiges: das langsame Sich-Aufrichten! Beides hat miteinander zu tun, das eine geht nicht ohne das andere. Kinder, in deren Umgebung nicht gesprochen wird, richten sich nicht auf, sondern bleiben im Vierfüßlerdasein stecken, wie wir es aus unglücklichen Kinderschicksalen kennen. Wie aber lässt sich dieser Zusammenhang erklären?

In dem Maße, in dem sich das Denken Ihres Kindes entwickelt, stärkt sich sein von Anfang an vorhandenes, wenn auch noch undeutliches Bewusstsein von den Menschen und den Dingen seiner Umgebung. Je klarer sein Bewusstsein wird, desto mehr versucht Ihr Kind, instinktiv auch die aufrechte Haltung seines Gegenübers einzunehmen.

Greifen und be-greifen – das Kind tritt in Kontakt mit der Welt

Zwischen seinem fünften und siebten Lebensmonat können Sie feststellen, dass Ihr Baby immer deutlicher wahrnehmbar und immer erfolgreicher versucht, seine Hände willentlich zu bewegen. Es versucht, die ersten Spielsachen – ein Stofftierchen oder einen Holzreif – zu *be-greifen*. Auch das ist äußerst anstrengend, denn zu Beginn gelingt es ihm nicht immer gleich. Das Spielzeug fällt hinunter und gerät aus seinem Gesichtskreis. Dies ruft bei ihm Unlust hervor. Sie müssen es ihm immer wieder geben, was ihm wiederum Lust bereitet.

Dieses Greifen und Be-Greifen stärkt langsam die sich durch den engen Kontakt zu Menschen und Dingen entwickelnde Denkfähigkeit Ihres Kindes. Nicht ohne Grund sprechen wir von ‹Begreifen› und ‹Begriff›. Sein Denken erfasst später die Begriffe so fest, wie in diesem Stadium seine Hände das Spielzeug be-greifen. Nichts tut Ihr Kind lieber, als mit beiden Händen zwei Ihrer Finger zu begreifen und zu versuchen, sich ein wenig an ihnen hochzuziehen. Schon das Heben des Köpfchens ist eine enorme Anstrengung für Ihr Kind, nur nach und nach gelingt es ihm, auch den Oberkörper

Ein Moment zum Nachdenken

Das elterliche ‹Erbe›

Bei der Entwicklung eines Kindes sind auch die Erbfaktoren, deren Zusammenhänge von der Biologie immer mehr entschlüsselt werden, von großer Bedeutung. Mit diesen Vererbungskräften wird sich das heranwachsende Kind, der heranwachsende Mensch zunächst unbewusst, später bewusster meist ein Leben lang auseinandersetzen müssen. Er wird sich fragen, warum er gerade diese und nicht andere Eigenschaften besitzt; er wird sich in seinem Aussehen mit anderen vergleichen, er wird Verhaltensweisen seines Vaters oder seiner Mutter in sich wiedererkennen – er wird sich auf dem Weg seiner Selbstwerdung, seiner Individuation, mit einem möglicherweise ungewollten Bestimmtsein auseinandersetzen müssen, um es letztlich anzunehmen und darüber hinaus zu gelangen.

aufzurichten: Der Vorgang des langsamen Sich-Aufrichtens hängt zusammen mit dem beginnenden Prozess des Sprechenlernens.

Sitzen, krabbeln und laufen lernen

Mit sieben oder acht Monaten wird Ihr Kind selbstständig sitzen können. Wenn Sie es auf den Boden setzen, dreht es sich schon recht behende auf den Bauch und wird bald damit beginnen, seine Umgebung auf allen vieren zu erkunden. Mit neun oder zehn Monaten wird Ihr Baby versuchen, sich an etwas Festem aufzurichten. Dann ist der Tag nicht mehr fern, an dem es freihändig im Raum stehen kann.

Erste Gehversuche

Aus den ersten Stehversuchen, zuerst mit Festhalten, später freihändig, entwickeln sich die ersten Gehversuche. Seine ersten Schritte macht Ihr Kind zwischen dem elften und dem dreizehnten Monat; der Zeitraum ist dabei sehr unterschiedlich. In einem selbst erlebten Fall hat ein Kind, das sehr lange immer nur stand und sich

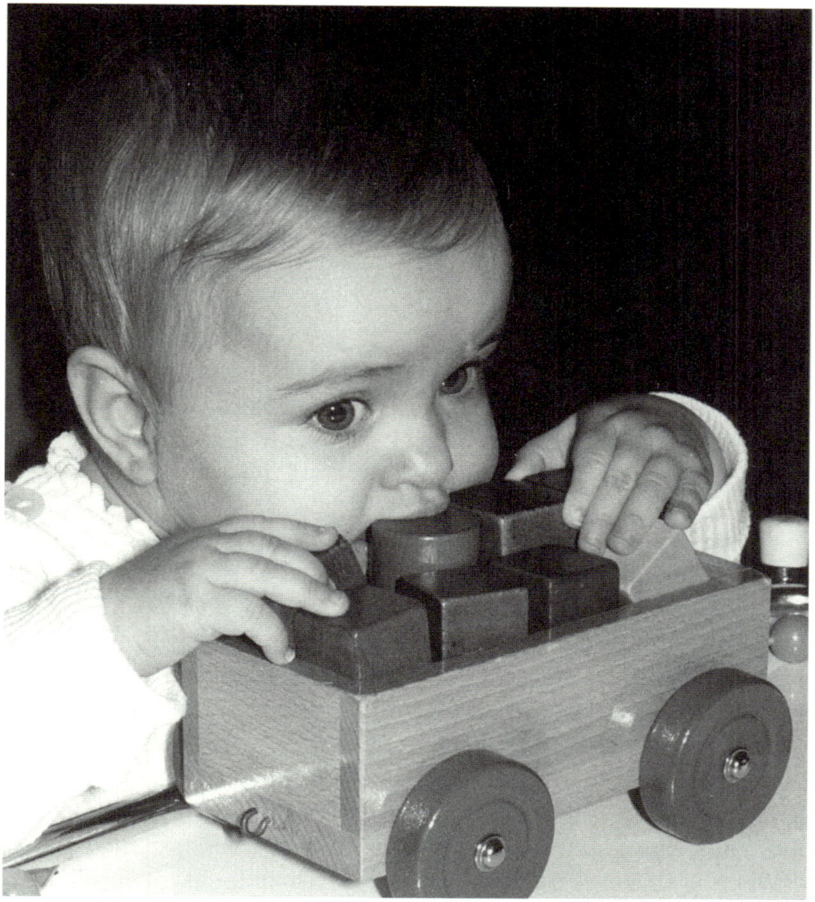

Nicht nur die Hände sind ein ideales Werkzeug, um die Umgebung zu erkunden.

festhielt, dabei wie unbeteiligt nach innen schaute, erst im Alter von gut dreizehn Monaten diese Stehposition aufgegeben und – plötzlich loslassend – mit lauten Jubelschreien zu laufen begonnen und lief daraufhin gleich mehrere Runden im Zimmer.

Sprechen lernen

Keine Sorge, wenn das Kind erst spät zu sprechen beginnt

Zu dieser Zeit werden Sie vielleicht schon die ersten Worte von Ihrem Kind hören, oder Sie merken, dass es Dinge, die ihm wichtig sind, mit Lauten und Silben benennt, die nicht mehr zufällig sind, sondern eine feste Bedeutung haben. Aber auch wenn es mit dem Sprechenlernen nicht so schnell gehen sollte, seien Sie nicht beunruhigt! Vorausgesetzt, Ihr Kind ist gesund, wird es irgendwann plötzlich und dann wahrscheinlich gleich nahezu fehlerfrei zu sprechen beginnen.

In diesem Zusammenhang möchte ich auf die häufig gestellte Frage eingehen, wie es denn bei zweisprachigen Eltern mit dem Sprechenlernen sei. Die Erfahrung lehrt, dass es richtig ist, wenn die Mutter in ihrer Muttersprache zu ihrem Kind spricht. Es ist erstaunlich, wie schnell Kinder im Umgang mit anderen Menschen die zweite Sprache erlernen.

Fort-Schritte nicht erzwingen

Für die Beurteilung einer gesunden, harmonischen Entwicklung ist nicht der Zeitpunkt maßgebend, an dem Ihr Kind etwa zum ersten Mal sitzen, stehen oder sprechen kann, sondern seine individuelle Gesamtsituation, wobei körperliche Konstitution und Temperament eine nicht unerhebliche Rolle spielen. Ein ruhiges Kind, das sich Zeit lässt, ist ebenso gesund wie ein motorisch-lebhaftes, das sich früh aufrichtet, früh läuft oder spricht.

Falscher Ehrgeiz der Eltern kann zu Entwicklungsstörungen führen

Wenn Sie besorgt sind, dass Ihr Kind sich zu langsam entwickelt, müssen Sie dies natürlich mit Ihrem Kinderarzt besprechen. Dennoch soll der Hinweis nicht fehlen, dass manche Eltern aus falschem Ehrgeiz verfrühte Aufrichte-, Lauf- oder Sprechbemühungen ihres Kindes nicht nur begrüßen, sondern fördern. Alles zu Schnelle in dieser Hinsicht geht aber auf Kosten der Vitalität des Kindes und hat unter Umständen negative Auswirkungen auf sein späteres Leben, an deren Ursachen, die in der frühen Kindheit liegen, dann niemand mehr denkt.

Ein Moment zum Nachdenken

Jedes Kind bewegt sich so intensiv und macht die Fortschritte, wie es seiner Gesamtkonstitution angemessen und zuträglich ist. Die langsame, gesunde Entwicklung all seiner Sinnesfunktionen macht es Ihrem Kind möglich, seine anfangs noch recht hilflosen Aktionen allmählich in immer gezieltere, koordiniertere Willenshandlungen zu verwandeln.

Wenn es während dieses Prozesses von außen überfordert wird, kann dies zu krankhaften Reaktionen führen. Unruhe, Erregung, Zappeligkeit, aber auch Erschlaffung, Verstimmung oder Apathie können die Folge sein, denn Kinder haben noch kein erwachsenes ‹dickes Fell›, sie sind ‹dünnhäutig›.

Schwimmen, Turnen, Massage für das Kind?

Schwimmen im Babyalter – weder sinnvoll noch gesund!

Wir haben schon von der außerordentlichen Aktivität gesprochen, die Ihr Baby in seinem ersten Lebensjahr entwickelt. In diesem Zusammenhang soll auch das so beliebte Baby-Schwimmen angesprochen werden, das von vielen als zusätzliche Entwicklungsförderung eines Kindes angesehen wird. Überdies wird immer darauf verwiesen, dass Schwimmen dem Baby so viel Freude machen müsse, weil es auch im Mutterleib schon im Fruchtwasser geschwommen sei. Aber gerade um ein solches Zurück kann es sich für die richtige Entwicklung Ihres Kindes nicht handeln: Stehen- und Gehenlernen sind jetzt die Entwicklungsziele.

Ein weiterer Einwand gegen das Baby-Schwimmen ist die zweifelhafte Wasserqualität der Schwimmbäder, in denen sich fast immer hohe Gaben an Chemikalien befinden, was bedeutet, dass Ihr Kind gesundheitlichen Gefahren ausgesetzt ist: Chemisch behandeltes Wasser trocknet die Haut aus, entfettet sie und führt zu Schleimhautreizungen. Schluckt Ihr Baby auch noch Wasser, was nicht immer zu vermeiden ist, kann das zu erheblichen Reaktionen des Verdauungssystems führen. Deshalb: Das Schwimmen lernt Ihr Kind allemal noch früh genug.

Auch Babyturnen oder -massage ist bei einem gesunden Säugling nicht notwendig, es sei denn, der Kinderarzt befürwortet dies als sinnvolle Ergänzung zur Förderung seiner körperlichen Entwicklung.

Vertraute Menschen – fremde Menschen

Enge Bindung fördert Vertrauen und Kontaktfreude

Vielleicht ist Ihnen aufgefallen, dass wir die Bedeutung der Mutter für dieses erste Lebensjahr sehr stark betonen. Damit erhebt sich die Frage, ob man auf diese Weise das Kind nicht zu sehr an nur einen Menschen bindet. Unsere Antwort: Im Gegenteil, eine enge Beziehung zu dem Menschen, der das Kind in seinem ersten Lebensjahr betreut – überwiegend ist es die Mutter–, erleichtert ihm schon vom vierten, fünften Monat an in zunehmendem Maße die positive Kontaktaufnahme auch zu anderen Menschen. Das Baby entwickelt Urvertrauen, das sich später auch auf Fremde überträgt, die in seinen Lebenskreis treten.

Fremdeln – Zeichen wachsender Bewusstheit

Dabei entwickelt sich etwa um den achten Lebensmonat ein Phänomen, das bei jedem Kind mehr oder weniger intensiv ausgeprägt ist: Ihr Baby beginnt zu ‹fremdeln›. Sobald ein fremder Mensch in seinen Gesichtskreis tritt, schreit es plötzlich, wendet sich ab oder versteckt sich in Ihren Armen.

Dieses Verhalten Ihres Kindes hängt zusammen mit dem zunehmenden Bewusstsein seiner selbst und seiner Umgebung, es muss neue Eindrücke, neue Menschen erst einordnen und will sich dabei überraschende Begegnungen zunächst ‹vom Leib halten›. Je einfühlsamer Sie mit diesem veränderten Verhalten umgehen, je weniger Sie ein ‹Vertrautmachen› erzwingen wollen, desto eher wird Ihrem Kind die Kontaktaufnahme zu einem ihm fremden Menschen gelingen.

Genießen Sie die Freude an Ihrem Kind!

Die einzelnen Entwicklungsphasen Ihres Kindes miterleben zu können und sich daran zu freuen, wird später zu Ihren glücklichsten Erinnerungen gehören. Auch Ihr Kind registriert die gemeinsame Freude an diesen enormen Entwicklungsschritten sehr genau. Sie beide haben einen wichtigen Lebensabschnitt gemeinsam erlebt, und der Vorgang der Sozialisation, des Einlebens in die Gemeinschaft, ist glücklich gelungen.

Kein Kind ist wie das andere!

So allgemein die Entwicklung im ersten Lebensabschnitt in unserer Beschreibung auch erscheinen mag: Die Entwicklungsschritte eines jeden Kindes sind individuell verschieden. Wenn Sie sich später an diese Zeit erinnern, werden Sie feststellen, dass sich in der Weise, wie sich Ihr Kind entwickelt, seine mit zunehmendem Alter deutlicher werdende individuelle Eigenart bereits in diesem ersten Lebensjahr gezeigt hat.

Seine Entwicklung wird umso glücklicher verlaufen, je mehr Sie als Eltern von Anfang an die Gewissheit haben, dass Ihnen mit der Geburt Ihres Kindes ein Mensch anvertraut ist, dessen Persönlichkeit im wörtlichen Sinn ‹Respekt› (lat. respektus = Rücksicht) verdient. Wenn Sie das Zusammenleben mit Ihrem Baby auch noch in einer von Fröhlichkeit geprägten Grundstimmung gestalten – Lachen ist eine zutiefst menschliche Verhaltensform –, dann wird ihm für seine weitere gesunde, harmonische Entwicklung an nichts fehlen.

Das zweite Lebensjahr: Erlerntes festigt sich

Nach den dramatischen Vorgängen des ersten Lebensjahres verläuft die folgende Entwicklung weniger auffällig: Die erlernten Fähigkeiten werden gewissermaßen eingeübt und gesteigert. Das Bild des von seinen Eltern, seinen Geschwistern, Verwandten und Freunden an die Hand genommenen Kindes, das immer mehr von seiner Umgebung in seinen eigenen Erfahrungsraum einbezieht, kann die Zeit bis zum dritten Lebensjahr beispielhaft charakterisieren.

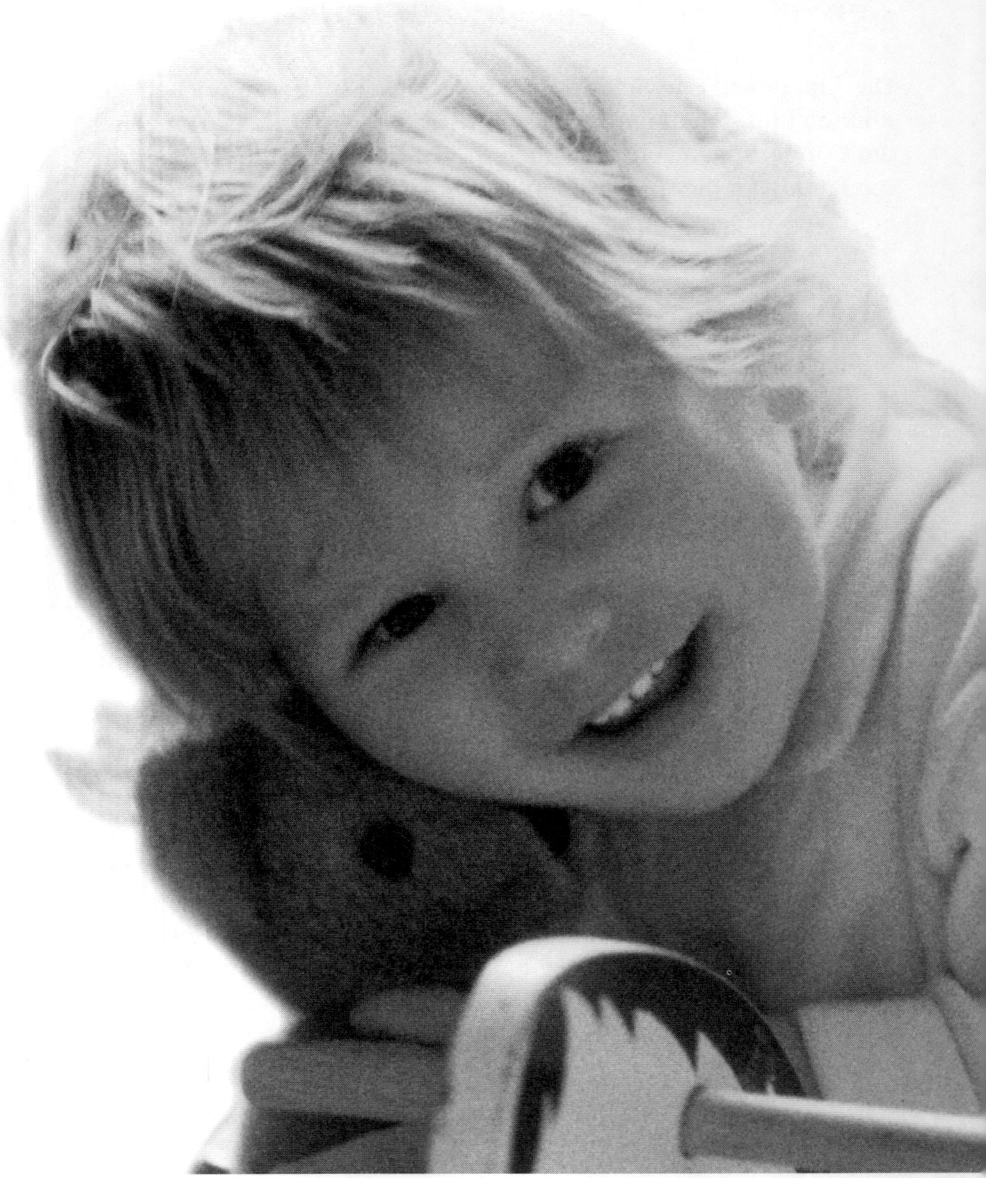

Das dritte Lebensjahr

Mit Beginn seines dritten Lebensjahres können Sie an Ihrem Kind eine wesentliche Veränderung wahrnehmen: Auf dem Wege zu seiner Selbstfindung begegnet es etwas beglückend Neuem – seinem eigenen Ich.
Wiederum müssen sich die Eltern in ihrer neuen Rolle zurechtfinden. Wie können sie den Weg ihres Kindes zu mehr Selbstständigkeit sinnvoll begleiten, lenken und nach Bedarf auch korrigieren? Was braucht das Kind in dieser Entwicklungsphase am meisten und wie reagiert man auf neu entstandene Bedürfnisse? Und nicht zuletzt: Welche Bedeutung haben Kinderkrankheiten und wie verhält man sich dabei?

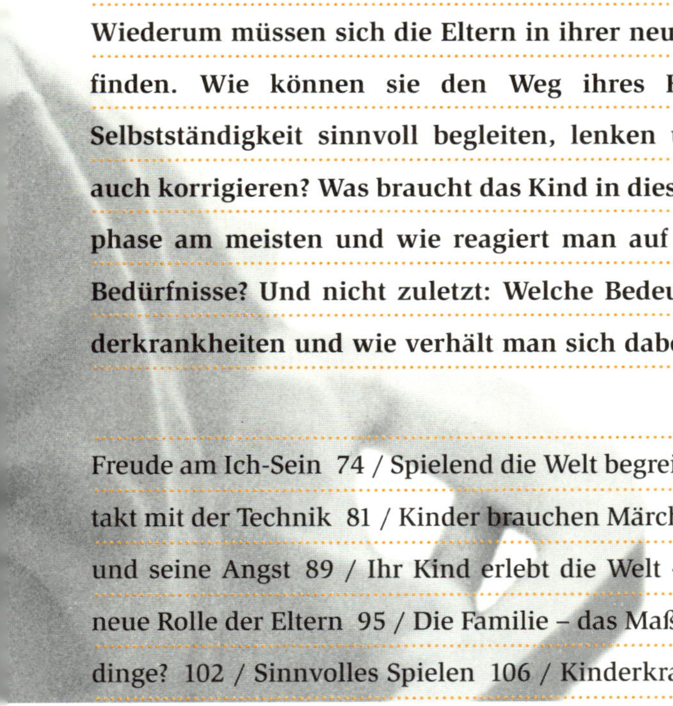

Freude am Ich-Sein

Bisher sprach Ihr Kind von sich selbst immer so, wie die Menschen seiner Umgebung von ihm sprachen. Also etwa: ‹Anna möchte einen Apfel haben› oder: ‹Peter will auch mitfahren›. Das ändert sich jetzt. Plötzlich heißt es: ‹Ich möchte einen Apfel haben.› ‹Ich will auch mitfahren.›

Innen- und Außenwelt werden unterschieden

Auf dem Weg zu seiner Ich-Findung, bei der Entwicklung seiner Individualität, lernt Ihr Kind immer deutlicher zu unterscheiden zwischen der Welt seines eigenen Inneren, dem Bereich, in dem sein Ich gewissermaßen wohnt, und der Welt der Dinge, die draußen sind, mit denen es umgeht und die es in seinen Wirkungsbereich ‹hineinholen› muss, um sie wahrnehmen zu können.

Ein Moment zum Nachdenken

Bei einem Kind von Freunden wurde ich Zeuge einer Ich-Findungs-Szene, in der die Unterscheidung von Ich und Welt auf folgende Weise zum Ausdruck kam: Das Kind schlug, gar nicht einmal so sanft, immer wieder mit dem Kopf an einen Türstock und begleitete dies jedesmal mit dem freudigen Ausruf: ‹Ich, Ich, Ich!›

Eine meiner Töchter pflegte in diesem Stadium ihre Aussagen mit einem nachgestellten ‹Ich!›-Ausruf zu bekräftigen: ‹Ich habe mein Bild fertig gemalt. Ich!›

Auch die Menschen seiner Umgebung erlebt Ihr Kind jetzt stärker als ihm Gegenüberstehende, mit denen es sich auf irgendeine Weise auseinandersetzen, die es in seine Welt einbeziehen muss.

Diese deutliche Ich-Findung kann relativ still verlaufen, sie kann aber auch geradezu dramatische Formen annehmen.

Je aufmerksamer Sie Ihr Kind in dieser Zeit beobachten, desto beglückender sind die Erfahrungen, die Sie dabei machen – sie gewähren Ihnen Einblick in die reiche Welt des seelischen Innenraumes Ihres Kindes. Dabei wachsen gleichermaßen Ihr Respekt vor seiner Persönlichkeit und Ihre für seine harmonische Entwicklung notwendige Fähigkeit, sich einfühlend (empathisch, wie Psychologen sagen) auf seine Erlebnisweise einzustellen.

Ein Moment zum Nachdenken

Die Frage, die wohl jeden Menschen bewusster oder weniger bewusst sein Leben lang beschäftigt, heißt: Wer bin ich eigentlich?

Bewusster mögen wir uns diese Frage in stillen und besinnlichen Stunden stellen, etwa bei einem Geburtstag oder zum Jahreswechsel, wenn wir mit uns über unser bisheriges Leben zu Rate gehen. Dabei werden wir auch der vielfältigen Einflüsse gewahr, die uns mehr oder weniger stark geprägt haben. Eine besonders große Rolle unter diesen Einflüssen spielen die Verhältnisse der frühen Kindheit, in die wir hineingeboren wurden. Die Bindungen an die Eltern, die Geschwister und überhaupt die gesamten Lebensverhältnisse, in denen wir aufgewachsen sind. Glückliche und verletzende Erlebnisse in der frühen Kindheit, später auch in der Schule, haben gleichermaßen dazu beigetragen, dass wir sind, wie wir sind. In Augenblicken wie diesen überlegen wir wohl auch, wie alles gekommen wäre, wenn dieses oder jenes ganz anders gelaufen wäre. Wären wir dann auch so wie wir sind?

Jeder Mensch ist eine unverwechselbare Persönlichkeit

Überlegungen dieser Art fördern aber in der Regel *ein* sicheres Ergebnis zu Tage: Wie auch immer alles gelaufen ist, ich kann von mir als dem Mittelpunkt meines Lebensgefühls nicht absehen, ich bin unverwechselbar, eine selbstständige Persönlichkeit. – Ich bin eben Ich!

Spielend die Welt begreifen

Für seine Auseinandersetzung mit der Welt der Dinge im Lauf seines Entwicklungsprozesses gibt es für Ihr Kind nichts besseres als das Spiel.

Die ‹spielende› Bewältigung seiner unmittelbaren Umgebung, die ja für Ihr Kind die ‹Welt› bedeutet, ist Grundlage all seiner späteren Verhaltensweisen. Deshalb sollten Sie dem Spielen Ihres Kindes besondere Aufmerksamkeit schenken.

Üben seelischer Kräfte im Spiel

Das Spiel hat für Ihr Kind eine doppelte Bedeutung: Zum einen erfasst es die Gegenstände seiner Umwelt auf die ihm eigene Weise, zum anderen übt es dabei seine seelischen Kräfte am Gegenstand seines Tuns, an den Dingen der Welt.

Die seelischen Fähigkeiten des Menschen lassen sich in drei Bereiche gliedern: Denken, Fühlen und Wollen (siehe S. 16ff.). Die Tatsache aber, dass unsere von der Technik bestimmte Umwelt ein Produkt intellektueller Leistung ist, erfordert zu ihrem Verständnis die besondere und damit einseitige Ausbildung von Verstandesqualitäten. Unter ‹Bildung› wird heute fast ausschließlich die Förderung und Entwicklung dieses intellektuellen Seelenbereiches, des theoretischen Denkens, verstanden – ein Blick in die Lehrpläne von Grundschule, Schule und Hochschule bestätigt dies. Es gilt also, diese ‹Kopflastigkeit› auszugleichen, zum Beispiel durch künstlerische Betätigung.

Kopflastigkeit ausgleichen

Gemeinsam spielen – gemeinsam lernen

Machen Sie sich und Ihrem Kind die Freude und bauen Sie zusammen mit ihm aus Holzbausteinen ein Haus, eine Burg, einen Turm. Schon dass Sie sich dazu in Ruhe und ohne Zeitdruck auf seiner Ebene, nämlich auf dem Fußboden, einfinden, schafft Gemeinsamkeit.

Und wie viel gibt es dabei zu lernen: Dass beim Bau eines Turmes der größere Klotz besser zuunterst steht, um dem Turm mehr Stand-

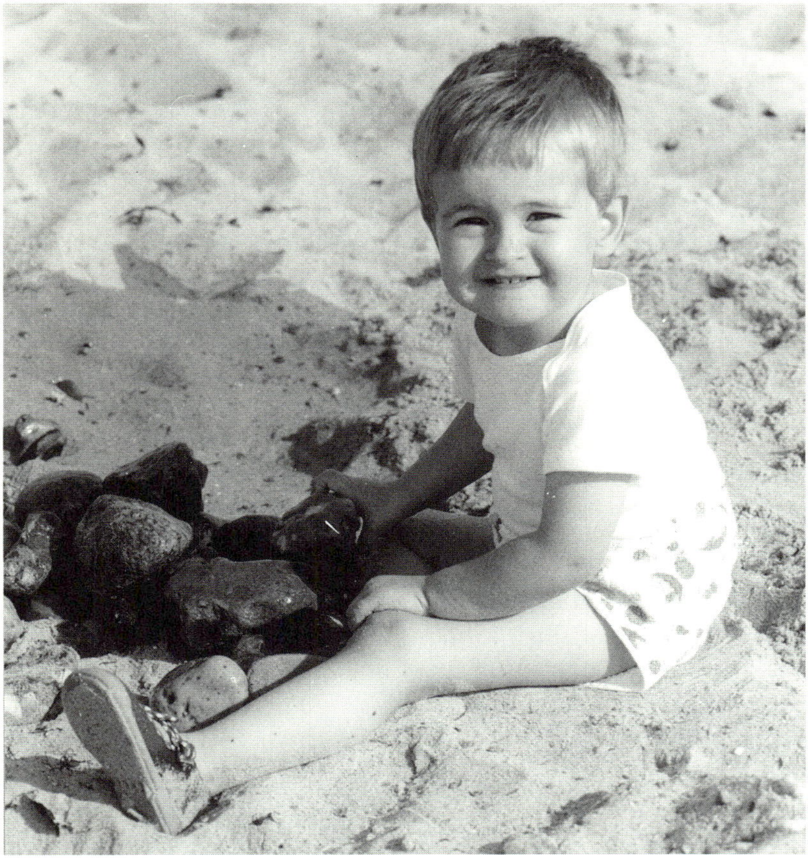

Dinge, wie sie die Natur bietet, sind oft das interessanteste Spielzeug und verhelfen dem Kind zur Entfaltung seiner Phantasiekräfte.

festigkeit zu geben. Dass das Ganze immer weniger stabil wird, je höher es wächst. Wie vorsichtig man die letzten kleinen Steine aufsetzen muss, um den Turm nicht zu gefährden. – Diese gemeinsam gefühlte und gemeisterte Spannung, wenn der letzte kleine Baustein als Spitze aufgesetzt wird, und die Freude, wenn der Turm dann hält, hilft Ihrem Kind (und Ihnen), Phantasie zu entwickeln und selbst immer wieder neue ‹Kunstwerke› zu erfinden.

Ein Moment zum Nachdenken

Oberstes Ziel: die Bildung zum Menschen!

Über dem Eingang einer Schreinerei-Fachschule war im vorigen Jahrhundert der Satz angeschrieben: ‹Hier werden nicht Menschen zu Schreinern, sondern Schreiner zu Menschen gebildet!›

Bezogen auf die Entwicklung Ihres Kindes lässt sich der Satz so verstehen, dass es sich nur dann im ganzheitlichen Sinn entwickeln kann, wenn Sie dafür Sorge tragen, dass sich seine drei Seelenkräfte – Denken, Fühlen und Wollen – gleichermaßen ausbilden können. Das eben geschieht vor allem durch das Spiel.

Erfolg haben oder scheitern – das Spiel vermittelt immer auch ein Stück Lebenserfahrung

Aber auch das Scheitern, wenn der Turm umfällt, bringt ihm Erfahrung, bildet seine Fähigkeit aus, mit Misserfolg fertig zu werden, von neuem zu beginnen. Dabei sollten Sie selbstverständlich dem Temperament Ihres Kindes Rechnung tragen; das alles ist ja Spiel und kann ebenso im Spaß am Zusammenbrechen ständig neu gebauter Türme enden. Wenn Sie – wie Ihr Kind – mit ‹Leib und Seele› dabei sind, werden Sie das jeweils Richtige mit Sicherheit finden.

Kinder haben eine andere Zeit

Für ins Spiel versunkene Kinder gilt keine Zeit. Ihr phantasievolles Planen und Denken hat eine eigene kleine Welt geschaffen, in der die Freude über das Geschaffene lebendig ist. Im Spielen versammeln sich Denken, Fühlen und Wollen des Kindes zu einer Einheit; so kann sich das echte Welt-Interesse, das Dabeisein des Ich im Tun entwickeln.

Spielen regt die Phantasiekräfte an

Auch beim Spielzeug gilt: Weniger ist mehr

Unsere Spielzeugläden quellen über von immer teureren, immer ‹perfekteren›, immer mehr technisierten Spielsachen; vor diesem Überangebot stehen die meisten Eltern ziemlich ratlos.

Bei der Auswahl des Spielzeugs sollten Sie bedenken, dass wie jeder Überfluss auch ein Zuviel an Spielzeug sich eher negativ auf Ihr Kind auswirkt: Je mehr Spielzeug ihm zur Verfügung steht,

Ratschläge, Anregungen, Gesichtspunkte

Am Beispiel des Bauklötze-Spielens möchten wir Ihnen einige Hinweise über empfehlenswertes Spielzeug geben.

Empfehlenswertes Spielzeug

Kaufen Sie Spielzeug möglichst aus Naturmaterialien, zum Beispiel Holz. Natürliche Materialien entwickeln die natürlichen Sinne Ihres Kindes, vor allem seinen Tastsinn. Doch auch Lego-Spielzeug – für kleinere Kinder gibt es extra große Bausteine –, aus denen sich immer wieder Neues bauen lässt, macht den meisten Kindern große Freude und fördert Phantasie und Kreativität, vor allem im Krankheitsfall, wenn der Bewegungsspielraum eingeengt ist.

Viele Kinder bauen mit besonderer Freude mit solchen Klötzen, wie sie beim Schreiner als Abfall erhältlich sind. Natürlich gibt es auch gute farbige Bauklötze zu kaufen, die in ihren unterschiedlichen Größen und Formen Freude bereiten.

Das Einfache ist meist das Beste

Aber schon solche Spiele, bei denen Ihr Kind Bilder mit Klötzen zusammensetzen muss, verhindern ein wirkliches Spielerlebnis, denn sie lassen nach dem wiederholten, immer schnelleren Zusammensetzen der Bilder eigene schöpferische Phantasie nicht mehr zu.

Und noch ein praktischer Rat: Suchen Sie für die Spiele Ihres Kindes, etwa das Bauen mit Bauklötzen, einen Platz aus, an dem sein ‹Bauwerk› bis zum anderen Tag stehen bleiben kann, also nicht dem ‹erwachsenen› Ordnungssinn weichen muss.

desto weniger intensiv kann es sich einzelnen Dingen zuwenden. Und: Je einfacher Spielzeug ist, desto besser kann Ihr Kind seine Phantasie nutzen, um es ‹lebendig› werden zu lassen. Angedeutete Gesichtszüge auf einer Stoffpuppe etwa, die Ihr Kind schon als Baby mit sechs bis acht Monaten wahrnehmen konnte, erlauben der Phantasie Ihres Kindes mehr Möglichkeiten als jene Perfektpuppen, die ihr Gesicht bewegen, ‹Mama› sagen können oder die Windeln nass machen.

Der beste Freund: die Lieblingspuppe

Natürlich macht es nichts, wenn Ihr Kind im Lauf der Zeit auch mehrere Puppen bekommt oder sich ein ganzer Stofftierzoo ansammelt – es wird sich daraus von alleine seine jeweilige Lieblingspuppe, sein Lieblingsstofftier aussuchen, dem es ‹zu essen› gibt, mit dem es ‹spricht› und das abends mit ihm ‹schlafen geht›. Ein solches Lieblingsspielzeug ist wichtig für Ihr Kind, weil es

Wenn Sie mehr darüber wissen wollen

Heidi Britz-Crecelius, *Kinderspiel – lebensentscheidend*, Stuttgart [4]1982
Christiane Kutik, *Spielen mit kleinen Kindern. Zuhause und in Spielgruppen*, Stuttgart 1996
Jeanne Meijs, *Problemkindern helfen durch Spielen, Malen und Erzählen*, Stuttgart 1996

Spiele, praktische Anleitungen und Anregungen für die Gestaltung von Kinderfesten:
Rudolf Kischnik und Wil van Haren, *Der Plumpsack geht rum! 300 Kreis- und Bewegungsspiele für Kinder und Jugendliche*, Stuttgart [3]1998
Christiane Kutik, *Das Kinderfestebuch*, Stuttgart 1995
Karin Neuschütz, *Das Puppenbuch. Wie man Puppen selber macht und was sie für Kinder bedeuten*, Stuttgart [6]1995
Anne und Peter Thomas, *Bunte Kinderfeste durchs ganze Jahr*, Stuttgart 1998

damit seine engste Umgebung in seinen eigenen beseelten Bereich einbezieht. Es befindet sich sozusagen in einer mythischen Phase, in der Raum und Zeit noch keine Rolle spielen. Dinge erlebt Ihr Kind als lebendig, Draußen und Drinnen kann es noch nicht trennen. So kann es geschehen, dass zum Beispiel ein Baum im Winter in Schnee und Eis, durch das Fenster wahrgenommen, aufgefordert wird, doch mal eben ins Zimmer, in die Wärme hereinzukommen.

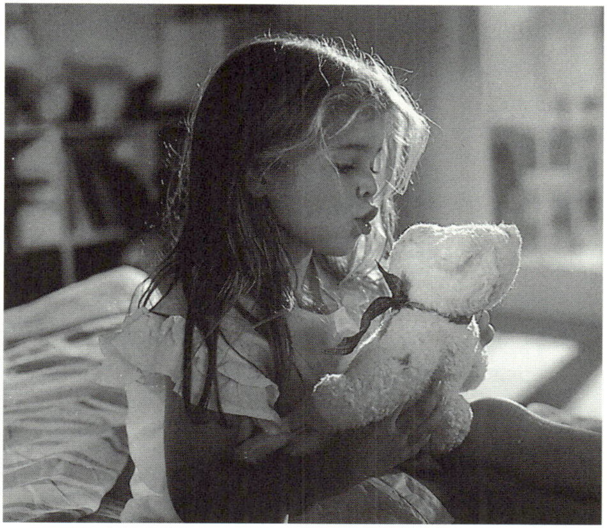

Der Kontakt mit der Technik

Das heute übliche technische Spielzeug stört nicht nur, sondern zerstört diese wichtige Welt der kindlichen Phantasie. Deshalb unser Rat: Geben Sie Ihrem Kind möglichst wenig mechanisiertes Spielzeug in seinen ersten Lebensjahren.

Natürlich kommt Ihr Kind schon früh in Kontakt mit der technisierten Welt. Es hört das Telefon läuten und erlebt, wie die Mama oder der Papa an diesem Apparat mit jemandem sprechen. Sein Nachahmungstrieb wird Ihr Kind veranlassen, seinerseits nach irgendetwas Geeignetem zu suchen, um auch zu ‹telefonieren›; vielleicht nimmt es dazu seine Kinderhaarbürste oder einen großen Baustein. Lassen Sie es dabei! Ein solches ‹Telefon› wird seine Phantasie mit Sicherheit mehr beflügeln als ein perfektes Plastiktelefon mit Drucktasten und einer lauten Klingel.

Kindercomputer

In den letzten Jahren hat sich ein neues Spiel im Eiltempo den ersten Platz in vielen Kinderzimmern erobert: Spielcomputer, auch ‹Gameboy› genannt. Wir können Sie nur dringend bitten: Halten Sie Ihr Kind davon fern. Die Faszination dieser ‹Spielzeuge› ist enorm, und gerade darin liegt ihre Gefährlichkeit.

Die Phantasie bleibt auf der Strecke

Es gibt sogar Professoren, die diese Geräte zur Anregung der Kreativität empfehlen, doch lassen Sie sich in Ihrem Urteil nicht beirren. Diese ‹Spiele› sprechen nur einen Bruchteil dessen an, was die Phantasiekräfte Ihres Kindes zur Anregung brauchen; sie fördern auch hirnphysiologisch nur gesonderte Partien und die unter Umständen so intensiv, dass, wie kürzlich berichtet wurde, immer häufiger epileptische Anfälle bei den so ‹spielenden› Kinder-Computer-Freaks festgestellt wurden. Selbst die sogenannten ‹Fachleute›, die diese Spiele befürworten, warnen davor, dass sich Kinder länger als zwei Stunden damit beschäftigen! Wir nehmen es ernster: Lassen Sie diese ‹Spiele› draußen!

Fernsehen – eine künstliche Welt

Auch Radio, Fernseher und Kassettenrecorder sollten Sie von Ihrem Kind möglichst fern halten. Diese Forderung mag für viele Eltern sehr strikt und altmodisch klingen, doch angesichts des enormen Einflusses, den die Medien erwiesenermaßen vor allem auf Kinder ausüben, und den daraus erwachsenden weit reichenden Folgen ist dies die einzig mögliche Antwort auf die unser Leben immer mehr bestimmende künstliche Welt der Medien.

Auch uns Erwachsene haben die Medien schon so überrollt, dass wir meist nicht mehr wahrnehmen, dass etwa der direkte Blick des Nachrichtensprechers kein direkter Blick ist, weil ein Blickkontakt ja gar nicht möglich ist.

Der menschliche Kontakt ist entscheidend

Gerade der Blickkontakt aber ist das Erste und Wichtigste, das Ihr Kind vom ersten Atemzug an gelernt, mit dem es Sie als sein lebendiges, beschützendes Gegenüber schon in den ersten Lebenswochen deutlich erlebt hat. Auch Ihre Stimme hat Ihr Kind von Anfang an mit seiner lebenswichtigen ‹Bezugsperson› verbunden. Sie können sich sicher erinnern, wie Ihr Kind schon als Neugeborenes versucht hat, seine Augen nach Ihrer Stimme auszurichten (siehe S. 58f.).

Diese wichtigen Erfahrungen aber müssen sich in den ersten Lebensjahren Ihres Kindes festigen können, sie dürfen nicht durch künstliche Wahrnehmungen ersetzt werden, wie sie ihm von der Technik vorgespiegelt werden. Alles, was es im Fernsehen sieht, ist für Ihr Kind lebendig, auch wenn Sie ihm erklären, dass das, was auf dem Bildschirm geschieht, möglicherweise nur ‹gespielt› ist! Es kann in diesem Alter noch nicht unterscheiden zwischen lebendiger und künstlicher Wirklichkeit. Dazu kommt, dass sich die Fernsehwelt in den letzten zehn Jahren stark verändert hat: Viel Werbung, die vor allem Kinder fasziniert, Serien, in denen die Darstellung von Gewalt überwiegt, und brutales ‹Reality-TV› zu Sendezeiten, zu denen auch Kinder Zugang zum Fernsehen haben, stehen sehr wenigen wirklich kindgerecht und liebevoll gemachten Kindersendungen gegenüber.

Verarmung des Gefühlslebens droht

Die Folgen häufigen Fernsehens für Ihr Kind sind, dass sein Gefühlsleben, sein lebendiger Austausch mit den Menschen und Dingen seiner engen Umgebung auf diese Weise zu verflachen droht, indem sein ‹Gegenüber› kein Mensch mehr ist, mit dem das Kind in Beziehung treten kann und mit dem keine wirkliche Begegnung möglich ist. Häufiges Fernsehen und die damit verbundene Reizüberflutung ist oft auch die Ursache für spätere Schulschwierigkeiten, bei denen vor allem Konzentrationsmangel und Gedächtnisstörungen im Vordergrund stehen.

Bei Kindern, die von klein an viel und noch dazu alleine fernsehen, gleichzeitig aber wenig Ansprache bekommen, führt dies in extremen Formen zu Besorgnis erregenden Folgen, von denen wir mittlerweile fast täglich lesen und hören können. Die zunehmende gefühlsmäßige Verrohung und Kriminalisierung der Kinder ist mit Sicherheit zum Teil auf die Wirkung dieser künstlichen Welt zurückzuführen.

Ein Moment zum Nachdenken

Das ‹Recht auf Kindheit› respektieren

Die Technik soll hier keineswegs ‹in Grund und Boden› verdammt werden, aber wir müssen uns immer wieder klar machen, dass Kinder, vor allem in ihren ersten Lebensjahren, keine kleinen Erwachsenen sind, die man so früh wie möglich mit den unerfreulichen Seiten unser Lebenswirklichkeit konfrontieren sollte, damit sie frühzeitig lernen, sich dieser anzupassen.

Widerstands- und Erneuerungskräfte können wir nur von Menschen erwarten, die in einer gesunden Weise gelernt haben, ihre vollen menschlichen Möglichkeiten auszubilden, und damit unterscheiden können, was ihnen gut tut und was nicht. Ein Kind, das dies alles erst lernen muss, das in diesem Alter noch so stark beeindruckt und beeinflusst werden kann, muss vor solcherart verflachenden Einwirkungen bewahrt werden.

Konkret gesprochen: In den ersten sieben Lebensjahren Ihres Kindes sollte das Fernsehen möglichst überhaupt keine Rolle spielen.

Radio, Kassetten, CD

Auch Radio und Kassetten üben eine ähnlich starke Wirkung auf Kinder aus. Eltern, die stolz sind, wenn ihr vierjähriges Kind in den ihm geschenkten Recorder schon selbst eine Märchenkassette einlegen kann, mögen das als ein Erfolgserlebnis genießen. Ein Beweis dafür, dass ihr Kind damit einen wesentlichen Entwicklungsschritt getan hat, ist diese Fähigkeit allerdings nicht.

Statt verbieten – Besseres bieten!

Selbstverständlich lässt sich der Grundsatz, Ihr Kind vom Fernsehen möglichst fern zu halten, nur mit Phantasie in die Tat umset-

Wenn Sie mehr darüber wissen wollen

Heinz Buddemeier, *Illusion und Manipulation. Die Wirkung von Film und Fernsehen auf Individuum und Gesellschaft*, Stuttgart 1995
Christa Meves, *Mut zum Erziehen. Seelische Gesundheit – Wie können wir sie unseren Kindern vermitteln*, Stein am Rhein [25]1997
Neil Postman, *Das Verschwinden der Kindheit*, Frankfurt 1995
Frits Wilmar, *Wie wirken Rundfunk und Fernsehen auf Kinder?*, Stuttgart [3]1982

zen. Wenn Sie einen Fernseher haben und Ihr Kind mitbekommt, dass Sie selbst öfter fernsehen, wird es das natürlich auch wollen – und gerade, wenn Sie viel ‹um die Ohren› haben, kann sich der Fernseher dann als sehr verlockender ‹Babysitter› anbieten.

Den richtigen Umgang mit der Technik vermitteln

Wenn Ihr Kind ab und zu eine Kindersendung sehen möchte, setzen Sie sich dazu, schauen Sie die Sendung gemeinsam an und sprechen Sie nach der Sendung darüber.

Machen Sie auch keine Katastrophe daraus, wenn Ihr Kind unerlaubterweise beim Nachbarn einmal ferngesehen hat, sonst schaffen Sie erst ein Problem, unter dem dann Ihr Kind zu leiden hätte. Wichtig ist, dass nicht Ihr Verbot im Vordergrund steht, sondern dass Sie ihm etwas Besseres anbieten können.

Unsere Erfahrungen gehen dahin, dass es Kinder noch weit über das Alter von sieben/acht Jahren hinaus jeder Fernsehsendung vorziehen, wenn Eltern, Großeltern oder andere ihm nahe stehende Menschen mit ihnen spielen oder ihnen etwas vorlesen.

Kinder brauchen Märchen!

Für die Entwicklung der Phantasie spielen die Volksmärchen eine große Rolle, weil sie Bilder enthalten, die der Traumsphäre ver-

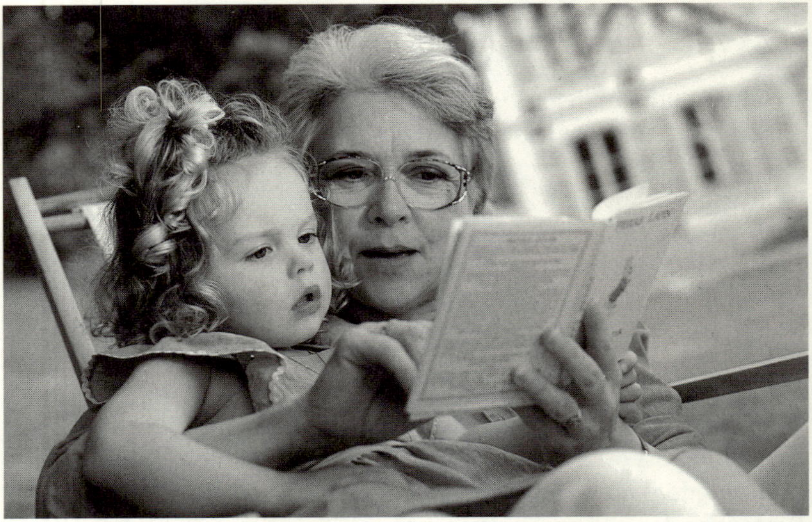

Nichts ist spannender als ein Märchen!

wandt sind. Bruno Bettelheim hat mit seinem berühmten Buchtitel vollkommen recht: ‹Kinder brauchen Märchen.›

Was geschieht, wenn Sie sich die Zeit nehmen zu einer ruhigen Vorlesestunde, in der Sie Ihrem Kind ein Märchen vorlesen oder, besser noch, erzählen? Jeder, der diese Situation erlebt hat, wird bestätigen, dass ein Kind meist sehr gebannt zuhört und sich mit seiner Phantasie völlig in das Gelesene oder Erzählte einfühlt. Dabei bleibt es seinen Vorstellungskräften überlassen, wie es sich die Königin, die Prinzessin, die Hexe oder den Däumling, den starken Hans oder das Sterntalerkind vorstellt.

Erzählen – Raum schaffen für die eigene Phantasie

Als aufmerksamer Erzähler werden Sie kritische Stellen, die es ja in fast jedem Märchen gibt, am Gesichtsausdruck Ihres Kindes ‹ablesen› können, um dann mit Ihrer Stimme, mit mimischer Untermalung oder auch mit einer Zwischenbemerkung den vielleicht zu starken Erlebniseindruck aufzufangen und zu mildern, bis schließlich das glückliche Ende die Spannung aufhebt: «… und wenn sie nicht gestorben sind, dann leben sie noch heute.»

Grundlegend anders verhält es sich dagegen mit Märchenfilmen und -kassetten: Ein Märchenfilm tötet die Vorstellungs- und

Phantasiekräfte Ihres Kindes und fixiert das Märchen an die Filmdarstellung. Ähnliches, wenn auch nicht so extrem, geschieht beim Anhören von Märchenplatten oder -kassetten. Vor allem: Ihr Kind wird ohne die Zuwendung des Erzählers mit seinen Erlebnissen allein gelassen, muss möglicherweise mit Ängsten und Spannungen fertig werden, die es ohne Hilfe noch nicht verkraften kann.

Es ist schon eine sehr traurige Erfahrung für Kinder, wenn sie, etwa bei Kindergeburtstagen, vor den Fernseher gesetzt werden, damit sie sich brav eine Märchen-Videokassette ansehen. Was machen die Mütter in dieser Zeit?

Nehmen Sie sich Zeit für Ihr Kind!

Glauben Sie, liebe Eltern, Sie haben keine Zeit zum Vorlesen? Sicher gibt es Zeiten, in denen die allabendlich übliche Bettgeschichte einmal lästig ist, was Kinder übrigens sofort merken und dann von sich aus darauf verzichten. Versuchen Sie doch einmal, ehrlich über Ihre Zeit Bilanz zu ziehen – Sie werden danach feststellen, dass auch Sie, wie jeder von uns, manche Stunde an Dinge verschenken, die sich im Vergleich wohl als sehr viel weniger lohnend erweisen.

Jede Stunde, in der Sie sich Ihrem Kind wirklich zuwenden, ‹lohnt sich› insofern, als manche Erziehungsschwierigkeit, etwa in

Ein Moment zum Nachdenken

Erzählen macht Sprache lebendig

Leider wissen heute viele junge Eltern nicht, was sie versäumen, wenn sie sich eine Vorlese- oder Erzählsituation entgehen lassen. Immer wieder kann man erleben, dass Kinder, denen Erzählen oder Vorlesen geläufig ist, an jedem einzelnen Wort ‹ihres› Märchens hängen und keine auch noch so kleine Veränderung gelten lassen wollen. Dies zeigt, dass sich an Ihrem Kind durch das Vorlesen – durch lebendiges Sprechen und Hören – echte Sprachbildung vollzieht, ohne dass es sich dabei um einen Lernvorgang im schulischen Sinn handelt.

der Pubertät, erträglicher ausfallen kann, wenn sich in diesen frühen Lebensjahren eine starke Bindung zwischen Ihnen und Ihrem Kind entwickelt hat.

Zusammenfassung

- Im Spiel eröffnet sich Ihrem Kind ein freier Entfaltungsraum, in dem es sich mit möglichst natürlichen Materialien seine eigene Welt selbst gestaltet. In seiner Welt – und nur da – erlebt sich Ihr Kind als Einheit im Denken, Fühlen und Wollen. Seine intellektuellen Fähigkeiten zu früh zu fördern würde bedeuten, es einseitig zu fördern; durch die unvermeidliche Berührung mit der Technik in unserer Welt entwickelt sich ohnehin eine gewisse ‹Kopflastigkeit›.
- Begleiten Sie Ihr Kind auf dem Weg zu seiner Ich-Findung mit Zuwendung und auf achtsame Weise, wobei Sie sicher Ihren Stolz auf Fortschritte Ihres Kindes ein wenig kritisch ‹beobachten› sollten.
- Alles Vorgefertigte – auch wenn es die unserer Meinung nach bemerkenswertesten Filme, Fernsehspiele, Hörspiele (Märchendarbietungen) sind – tötet oder verbiegt die Vorstellungen des Kindes und damit seine Phantasie. Gemeinsames Spielen, Lesestunden, abendliches Vorlesen als Vorbereitung auf die Nacht – und all dies in regelmäßiger Wiederholung – fördern die Phantasiekräfte Ihres Kindes und bilden so die Grundlage für späteren Ideenreichtum. Auf diese Fragen werden wir im Zusammenhang mit der Schulreife noch einmal zurückkommen (siehe S. 120ff.).

Ihr Kind und seine Angst

Die Existenzphilosophie unseres Jahrhunderts (Heidegger, Jaspers) kann überzeugende Gründe nennen, wenn sie die Angst als die Grundbefindlichkeit des Menschen bezeichnet. Auch die Bibel spricht von dem Zusammenhang des menschlichen Lebens in der Welt mit all ihren Bedrohungen und der dadurch hervorgerufenen Angst im Johannes-Evangelium: «In der Welt habt ihr Angst» (Joh 16,33).

Wir alle wissen aus eigener Erfahrung, dass dem so ist, und der Zustand der Welt ist nicht dazu geeignet, sich um unsere Ängste herumzumogeln, sie zu verdrängen. Viele junge Menschen sind heute sogar der Meinung, dass die Zukunft der Welt zu bedrohlich und ungewiss sei, um Kindern ins Dasein zu verhelfen. Wie gehen wir angesichts dieser Tatsachen mit dem Problem ‹Angst› bei unseren Kindern um?

Schon der Geburtsvorgang in der Überwindung der Enge des mütterlichen Beckens (Enge = Angst) war etwas Beängstigendes für Ihr Kind. Auch unmittelbar nach der Geburt hat vieles in seiner Umgebung sein Angstgefühl genährt. Die lange Zeit gehegten Überzeugungen: ‹Das Kind merkt ja doch noch nichts› oder: ‹Alles nur Reflexe› hat man inzwischen längst revidiert (siehe S. 36).

Einsamkeit erzeugt Angst

Lassen sie Ihr Kind nicht alleine!

Davon ausgehend, dass ein Kind schon im Mutterleib eine eigenständige Individualität ist, aber seiner offensichtlichen Hilflosigkeit wegen auf unsere Hilfe und Achtsamkeit angewiesen ist, sollten Sie vor allem anderen eines stets beachten: Lassen Sie Ihr Kind nie alleine!

Der Mensch ist ein soziales Lebewesen, er ist von Anfang an auf mitmenschliche Zuwendung, auf Dialog angewiesen. Das gilt vom ersten bis zum letzten Augenblick des menschlichen Lebens, von der frühen Existenz im Mutterleib über den ersten bis zum letzten Atemzug: Einsamkeit ist der Nährboden der menschlichen Angst!

Einsamkeit schafft Angst. Aber auch der Kontakt mit den Medien kann unnötige Ängste wecken, deren Folgen oft schwer wieder zu heilen sind.

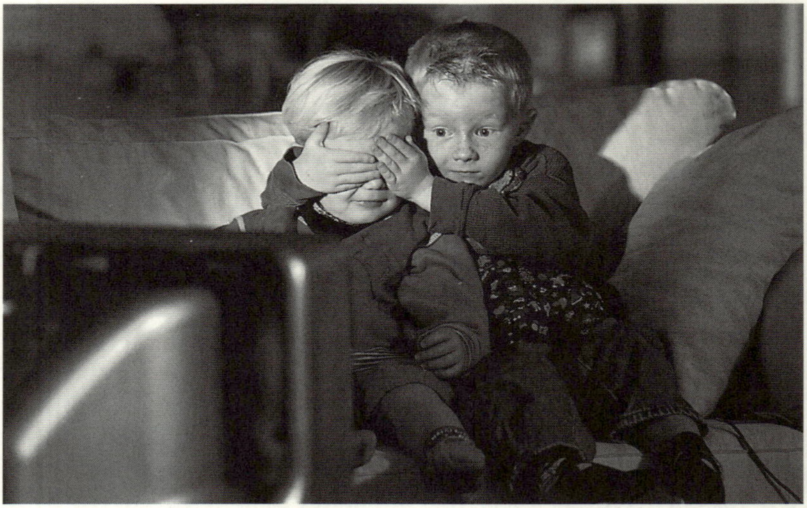

Unnötige Ängste vermeiden – vorhandene Ängste mildern

Je unbefangener Sie selbst sind, desto einfacher wird es für Sie sein, einfühlsam all das von Ihrem Kind fern zu halten, was es ängstigen könnte. Natürlich können Sie Ihrem Kind nicht jede Angst ersparen, aber Sie können vieles tun, um unnötige Ängste zu vermeiden und vorhandene Angst zu mildern, wo nicht zu ‹heilen›. Die wichtigste Voraussetzung dafür ist, dem Kind die Sicherheit zu vermitteln, dass Ihre schützende, helfende Hand immer da ist. Das ist es, was wir Ihnen besonders ans Herz legen möchten.

Auch Ihr dreijähriges Kind kann schon einmal den Wunsch äußern, nach Anbruch der Dunkelheit aus dem Haus zu gehen; dabei werden Sie erleben, dass es Ihre Hand umso fester fassen wird. Es ist gut, diesen Druck zu erwidern, damit es Ihre schützende Gegenwart spüren kann.

Ängste gemeinsam überwinden

Blitz und Donner, Stürme, Platzregen, Hagel – ungewöhnliche Naturereignisse können jedes Kind ängstigen, aber auch vom Men-

Ratschläge, Anregungen, Gesichtspunkte

Es gibt eine Fülle von Beispielen, die uns zeigen, in welcher Situation ein Kind mit Angst reagieren kann. Wir greifen ein typisches heraus:

Alle Mythologien der Welt verbinden Begriffe, Bilder wie Dunkelheit, Nacht, Finsternis mit der Existenz bedrohlicher Mächte. Tiere werden diesen bedrohlichen Mächten zugeordnet, wie sie im Mythos – im Märchen – auftreten: der Wolf, die Schlange, der Drache. Deshalb ist es nicht verwunderlich, dass Kinder nach ihrem Ich-Findungs-Prozess im dritten oder vierten Lebensjahr, obwohl sie schon sehr selbstständig entwickelt erscheinen, häufig Angst davor haben, in einem dunklen Zimmer zu schlafen: Da gibt es Schatten an den Wänden, die wie Tiere aussehen können, in den Gardinen könnten sich Gespenster versteckt halten, unter dem Bett könnte ein Tier lauern.

Zwingen Sie Ihr Kind nie dazu, diese Angst auszuhalten, sagen Sie ihm nie, seine Angst sei ‹unnötig› oder ‹lächerlich›. Gehen Sie lieber gemeinsam mit ihm zu diesen bedrohlichen Stellen, zeigen Sie Ihrem Kind, dass dort nichts ist, erklären Sie ihm, was es mit den Schatten, mit den unheimlichen Geräuschen auf sich hat.

Ängste sollte man ernst nehmen!

schen erzeugte Schockphänomene, etwa der Knall, mit dem ein Flugzeug die Schallmauer durchbricht, ein Verkehrsunfall und vieles mehr verursachen Erschrecken und Angst – nicht nur beim Kind! Wie also sollen wir uns als Erwachsene verhalten, wenn wir auch Angst haben?

Wie begegnet man der Angst?

Es ist nicht nötig, die eigene Angst zu leugnen! Schön wäre es allerdings, wenn wir sie einigermaßen beherrschen könnten – eine Regel aber lässt sich dafür leider nicht aufstellen, weil wir Menschen zu verschieden sind. In jedem Fall aber ist die auch in der Angstsituation erlebbare Gemeinsamkeit, die umhüllende Geste der sich ebenfalls ängstigenden Mutter für das Kind unendlich

Ein Moment zum Nachdenken

Die Familie der Geschwister Scholl hat in ihrem vorbildlichen Gemeinschaftsleben den Grund gelegt für die Tapferkeit von Hans und Sophie in den schweren Tagen des Februar 1943. Ein Stichwort aus Kindertagen, einander im Gefängnis zugesprochen, signalisierte diese aufrichtende Kraft: ‹Allen›. Es war nur das erste Wort ihres Familien-Trostspruches aus Goethes ‹Orphischen Urworten›: «Allen Gewalten / zum Trutz sich erhalten / nimmer sich beugen / kräftig sich zeigen.»

wichtig, sollen nicht schwere Schäden die Folge sein. Gemeinsames Handeln im Angesicht des Bedrohlichen bis hin zum gemeinsam gesungenen Lied oder einem Gebet kann Grundlage sein für die später etwa notwendig werdende Tapferkeit des Erwachsenen.

Erziehen heißt nicht Angst machen

Oft können Eltern, um Schaden von ihrem Kind abzuwenden, selbst Angst erzeugen. Das ist nicht immer vermeidbar; in der konkreten, manchmal drängenden Situation des Augenblicks reagieren wir in der Regel doch eher gefühlsmäßig und schnell anstatt mit Verstand und Überlegung.

Erklären ist besser als Drohen

Dennoch ist wichtig, sich immer wieder klarzumachen, dass schon ein drohender Unterton in der Stimme, etwa als Warnung, auch Angst bei Ihrem Kind auslösen kann. Diese Angst mag im Moment wirksam sein, weil Ihr Kind auf die gewünschte Weise reagiert, sie kann aber lebenslange Schäden anrichten und sein Verhalten anderen Menschen gegenüber im späteren Leben nachhaltig stören. Wenn Sie ihm eindringlich, aber liebevoll die Folgen seines Handelns erklären, ist dies sicher wirksamer und vor allem für Ihr Kind annehmbarer als eine Angst erregende Drohung.

Wenn Sie mehr darüber wissen wollen

Henning Köhler, *Von ängstlichen, traurigen und unruhigen Kindern*, Stuttgart ³1995
Henning Köhler, *Vom Rätsel der Angst*, Stuttgart ²1993

Ihr Kind erlebt die Welt ‹religiös›

Jedes Kind ist seiner innersten Natur nach religiös. Es bringt diese religiöse Veranlagung mit ins Leben, gerade so, wie es eine sprachliche und, eng damit verbunden, eine musikalische Veranlagung mitbringt. Veranlagungen können entwickelt werden, man kann sie aber auch verkümmern lassen. Stellen Sie sich bitte einen Moment vor, was Ihnen alles fehlen würde, gäbe es ab sofort keine Musik mehr in Ihrem Leben. Sie werden sehr schnell zu der Einsicht kommen, dass Sie etwas Wesentliches vermissen würden, dass Ihr Leben außerordentlich verarmen würde.

Religion ist ‹Urvertrauen›

Wir wissen, welch große Bedeutung die Sprachmelodie hat, in der Mutter und Vater zu ihrem Kind sprechen, und welch inniger Zusammenhang von Singen und Sprechen besteht (siehe S. 60f.). So wird verständlich, dass die Beziehung, die Ihr Kind zu Ihnen entwickelt, das ‹Urvertrauen›, eine im Sinne des Wortes ‹religiöse› (lat. religio = Rückverbindung) Beziehung ist. Mehr noch, in der ersten Lebensphase, bis ins fünfte, sechste Lebensjahr, die man auch die ‹mythische Phase› nennt, erlebt Ihr Kind seine gesamte Umwelt auf diese ‹religiöse› Weise.

Es sind vor allem die Erscheinungen der Natur, die das religiöse Weltbild Ihres Kindes bestimmen. Wie in Mythos und Märchen erlebt es Sonne und Sterne, den nächtlichen, vom Mond erhellten Himmel, Sturm, Donner und Blitz in direkter Unmittelbarkeit. Auch die Gegenstände seiner engsten Umgebung sind ihm auf

Neugierig, aber auch selbstvergessen und voller Hingabe begegnet das Kind der Natur und verfügt damit über eine Erlebnisfähigkeit, die uns Erwachsenen längst abhanden gekommen ist.

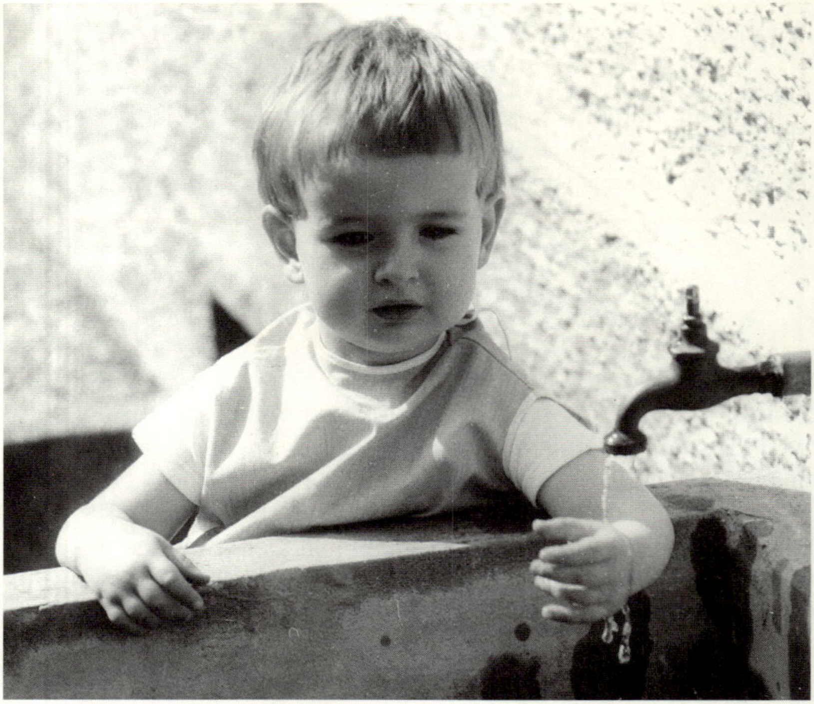

diese Weise lebendig, es erlebt sie religiös-mythisch. Was die Intensität, die Innigkeit des Erlebens betrifft, können Sie als Eltern von Ihrem Kind viel lernen.

Naturerleben weckt verborgene Seelenkräfte

Es ist deshalb sehr wichtig, dass Kinder mit Naturerlebnissen aufwachsen, weil die Urbilder (Archetypen) des Erlebens der Naturerscheinungen, wie sie in der menschlichen Seele von Anfang an angelegt sind, sonst nicht wachgerufen werden können. Der Mensch ist ja seelisch kein unbeschriebenes Blatt, wenn er zur Welt kommt, wie manche Philosophen und Psychologen angenommen haben. Sein Unbewusstes – C.G. Jung nannte es das ‹kollektive Unbewusste› – enthält Vorprägungen auf die zu erwartende Wahrnehmung der Welt, wie sie die Natur anbietet (Urbilder oder Archetypen). Diese Vorprägungen können nur dann hervor-

Ein Moment zum Nachdenken

Religiös leben bedeutet nicht, dass Sie Ihr Kind kirchlich-konfessionell, also zum Beispiel evangelisch oder katholisch erziehen. Was Ihrem Kind gut tut, werden Sie als aufgeschlossene Eltern selbst herausfinden. Aber so viel kann gesagt werden: Wenn Sie den Tageslauf in regelmäßigem Rhythmus gestalten, wenn gemeinsames Singen, Sprechen und Beten darin ihren Platz haben, wenn die häusliche Atmosphäre von Liebe und Vertrauen zueinander bestimmt ist, dann ist das alles intensive religiöse Früherziehung.

Liebe und Vertrauen schenken heißt religiös leben

gerufen werden, wenn die entsprechende Naturwahrnehmung erfolgt. So erst können sie sich im seelischen Innenraum lebendig entfalten und es kann sich Erlebnisfähigkeit zum Beispiel für religiöse Symbole entwickeln.

Das Werden und Vergehen in der Natur wahrnehmen

Auch in einer Großstadtwohnung können Sie zusammen mit Ihrem Kind Ihre Zimmerpflanzen betreuen und es so teilhaben lassen an den geheimnisvollen Kräften des Wachsens, des Blühens, Früchtetragens und Verwelkens. So erlebt Ihr Kind Lebensprozesse auf intensive Weise, die eine erste Grundlage für sein späteres im Bekenntnissinn religiöses Leben sein können.

Die neue Rolle der Eltern

In den letzten beiden Jahrzehnten hat sich das allgemeine Verständnis von der Rolle der Eltern in Richtung auf eine Gemeinschaftsform gewandelt, in der jedes Mitglied – auch das Kind – sein Recht auf Selbstenfaltung verwirklichen kann. Die Zeit der einseitig patriarchalisch geführten Familie und ihrer männlich geprägten Ordnungsstrukturen ist vorbei, das Wertegefühl hat sich grundlegend verändert.

Dass eine Frau auch ‹männliche› Seeleneigenschaften besitzt, ist mittlerweile für jedermann ebenso sichtbar wie die Tatsache, dass ein Mann auch eine ‹weibliche› Seite hat, die er heute, im Gegensatz zu früher, nicht mehr ‹verstecken› muss.

Rollentausch in der modernen Familie

Im Hinblick auf Pflege und Erziehung eines Kindes bedeutet dies, dass heute die meisten Väter ihre Kinder viel selbstverständlicher wickeln, füttern, mit ihnen spielen oder zum Einkaufen gehen als noch vor ein oder zwei Generationen – eine Veränderung, die den meisten Vätern einen intimen Zugang zu ihrem Kind ermöglicht, wie er früher überwiegend den Müttern vorbehalten war, und der bei der Erziehung des Kindes auf positive Weise einbezogen werden sollte.

Erziehung erfordert Entscheidungen

Mut zur Entscheidung

Da es keine vollkommenen Menschen gibt, kann es folglich auch keine vollkommene Erziehung geben. – Wir alle wissen, dass wir Fehler machen. Das aber darf keine Ermutigung sein, die Dinge einfach ihren Lauf nehmen zu lassen. Mit der Erziehung eines

Ein Moment zum Nachdenken

Das Kind baut sich sein ‹Haus›

Die Betrachtungsweise, die uns ein ganzheitliches Menschenbild vermittelt, macht Ihnen sicher verständlich, dass wir die Bestimmung des Menschen aus seinen Erbfaktoren (Vererbungskräfte) und den Umwelteinflüssen ergänzen durch unsere Überzeugung, dass sich in dem kleinen Körper eines neugeborenen Kindes ein vorgeburtlich gottgewolltes Ich langsam ein Haus baut, in dem es ein Leben lang wohnen will, bis es im Tod diese sterbliche Hülle wieder verlässt. Wenn wir von diesem Gedanken ausgehen, lässt sich vielleicht besser verstehen, warum es in seiner ersten Lebenszeit so viel Ruhe und Geborgenheit braucht, warum wir ihm mit besonderer Behutsamkeit begegnen müssen (siehe auch S. 39).

Kindes werden uns ständig Entscheidungen abverlangt, und dazu müssen wir die Richtung kennen, in die seine Entwicklung führen soll, auch wenn es für die Eltern oft unbequem ist und manches Opfer fordert.

Eltern sind Vor-Bilder

Für ein Kind sind die Eltern Vorbilder – Vor-Bilder, an denen es sich orientiert und die für sein weiteres Leben von entscheidender Bedeutung sind, Vor-Bilder, durch die es seine moralischen Wertmaßstäbe erhält, die unendlich viel stärker wirken als noch so ausgeklügelte Lernprogramme.

Kinder lassen sich nicht täuschen!

Ein Kind hat dafür ein sehr feines Gespür: Erlebt es, dass die Eltern selbstverständlich helfen, wenn es irgendwo erforderlich ist, dass sie nicht lügen, wenn ihre Aufrichtigkeit gefragt ist, wird dies sein späteres Verhalten nachhaltig prägen und zum eigenen Maßstab werden lassen.

Umgekehrt wird ein Kind es später schwerer haben, etwa den Vergnügungs- und Konsumansprüchen unserer Wohlstandsgesellschaft etwas Eigenes entgegenzusetzen, wenn seine Eltern ihm nicht vorgelebt haben, dass der Verzicht auf entbehrliche Genüsse mehr Gewinn für sich selbst und andere bringt als ungebremste Genuss-Sucht.

Kinder brauchen Autorität

Kinder haben ein Bedürfnis nach der Autorität der Eltern, die sie in den ersten Lebensjahren als vollkommen erleben: Der Vater ist der Stärkste, der Mutigste, der Klügste, die Mutter ist die Schönste, die Liebevollste, die Verständnisvollste – kurz, die Eltern wissen ‹alles› und können ‹alles›.

Autorität gründet auf Vertrauen

Autorität heißt ursprünglich ‹Ansehen› und hat von Haus aus nichts mit Gewalt zu tun. Das unbegrenzte Vertrauen eines Kindes in die alles übergreifende Güte seiner Eltern ist Zeichen dieses Bedürfnisses nach Autorität. Dieses Bedürfnis verlangt von den

Eltern, dass sie sich ihrem Kind gegenüber eindeutig verhalten, dass sie in der Lage sind, seine Entwicklungsrichtung auch sanft zu korrigieren, wenn dies, aus welchen Gründen auch immer, notwendig ist. In diesem Zusammenhang geht es auch um Lob und Strafe.

Lob ist wichtiger als Tadel

Bestätigung fördert Selbstbewusstsein

Wenn sich zwischen Ihnen und Ihrem Kind von Anfang an ein Vertrauensverhältnis entwickelt hat, werden Sie Ihrem Kind spontan Ihre Freude über seine ‹Leistungen› zeigen. Berücksichtigt man, wie sehr wir auch als Erwachsene auf Bestätigung und Anerkennung angewiesen sind, wird klar, um wie viel wichtiger dies für ein Kind ist. Ihr Kind baut sich schließlich sein Eigenbewusstsein erst auf und braucht deshalb Ihre Bestätigung wie die Luft zum Atmen.

Korrektur statt Kritik

Alles, was es tut, sei es im Spiel oder beim Helfen in Küche oder Garten, ist wert, gelobt zu werden, auch wenn es noch nicht ‹perfekt› ist. Wenn Sie liebevoll das korrigieren, was ihm noch nicht so ganz gelungen ist, wird Ihr Kind dies nicht als Kritik empfinden, sondern als willkommene Verbesserung. Es wird sich nicht scheuen, auch mal bei denen um Rat zu fragen, die es besser können.

Gesellschaftsspiele

Auch Gesellschaftsspiele sind eine gute Möglichkeit, ‹Charakterstärken› Ihres Kindes zu entwickeln und zu festigen: So macht es etwa Ihrem Kind große Freude, wenn es sieht, dass die Eltern, die sonst alles besser können, beim Würfel-Spiel oder beim ‹Mensch ärgere dich nicht› auch mal verlieren und dies mit Fassung tragen; auf diese Weise lernt es – je nach Temperament leichter oder mühsamer –, mit einem Misserfolg fertigzuwerden und selbst einmal verlieren zu können.

Zur Nachahmung animieren

Wie können Sie aber nun den sich entwickelnden Eigenwillen Ihres Kindes so zu lenken versuchen, dass er sich positiv ins Familienleben hineinfindet? Vor allem dadurch, dass Sie den Nachahmungstrieb Ihres Kindes anregen! Helfen, etwa beim Tischdecken, ist eine Freude für Ihr Kind, auch wenn dabei mal ein Teller zu Bruch geht.

Aus solchen Tätigkeiten, die aus seiner Freude am Mithelfen erwachsen, können sich dann langsam auch ‹Pflichten› ergeben, etwa ein ‹Amt› zu übernehmen, die Ihrem Kind das Gefühl geben, in seiner Tätigkeit etwas Wichtiges für die anderen Mitglieder der Familie zu leisten. Die Ausdauer ist dabei unterschiedlich und hängt vom Temperament Ihres Kindes ab, sie sollte aber auf keinen Fall durch Gewaltmaßnahmen erzwungen werden.

Dasselbe gilt auch für das Erlernen des ‹guten Benehmens›. Es ist für Ihr Kind und sein späteres Verhalten seinen Mitmenschen gegenüber eine Hilfe, wenn es, etwa um das vierte Lebensjahr herum, zunächst spielerisch lernt, wie man zum Beispiel andere Menschen begrüßt. Diese gesellschaftlichen Formen lernt Ihr Kind sicher gern, solange sie ihm nicht mit Gewalt aufgezwungen werden.

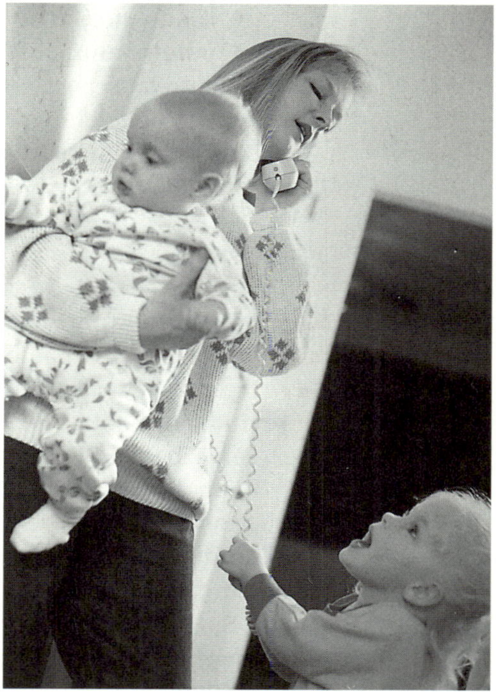

Manchmal ist auch ein Machtwort nötig! Doch ein Verbot sollte nicht autoritärer Selbstzweck sein.

Mut auch zum Neinsagen

Natürlich gibt es aber auch Situationen, in denen Sie – oft schon aus Sicherheitsgründen – ein falsches Verhalten Ihres Kindes nicht dulden können, etwa wenn es mit gefährlichen Geräten, Werkzeug oder Chemikalien hantiert oder wenn es auf die Fensterbank am offenen Fenster klettern will. Manches darf eben nicht sein, und nicht alles können Sie wirksam erklären, wozu in der Situation des Augenblickes manchmal auch gar keine Zeit bleibt. Dann müssen Sie Ihre Autorität auch einmal durch ein Verbot zeigen und den Mut zum ‹Nein› aufbringen.

Ganz ohne Verbote geht es nicht

Das schafft zwar im Moment Abstand Ihrem Kind gegenüber und Sie empfinden beide einen Schmerz darüber. Dennoch wird

Ihr Kind eine solche Grenzsetzung durchaus akzeptieren, solange es spüren kann, dass das Verbot nicht autoritärer Selbstzweck ist, sondern aus Sorge entsteht – wenn es merkt, dass nicht seine Person ‹abgelehnt› wird, sondern dass das, was es tut, in diesem Moment nicht richtig ist. Auch im Neinsagen muss Ihr Kind Ihre sorgende Güte wirklich spüren können.

Jähzorn und Schläge sind kein Erziehungsmittel

Gewalt hinterlässt bleibende Wunden in der Seele des Kindes

Was aber, wenn Ihr Kind dieses Verbot einmal nicht akzeptiert, wenn es ausprobieren möchte, wie weit es gehen kann, wenn es Ihrem ‹Nein› also nicht gehorcht? Wut- und Jähzornsausbrüche sind dann nicht nur nutzlos, mit diesen heftigen Gefühlsäußerungen schaden Sie Ihrem Kind sogar, weil es sie gar nicht verstehen kann. Es ist schockiert und fühlt sich zurückgestoßen. Auch Schläge sind immer falsch, denn niemand kann voraussehen, was in der kindlichen Seele bei solchen Entgleisungen zerbricht und damit ein ganzes Leben im Voraus vergiften kann.

… aber auch Nachgiebigkeit ist schädlich!

Sprichwörter wie: ‹Wer die Rute spart, verzieht sein Kind› sind überholt. In ihnen kommt noch das alttestamentliche Bild vom strafenden Gott zum Ausdruck, als dessen Vertreter der Vater in der Familie jahrhundertelang gesehen wurde. Dabei hat sich in den letzten Jahren allerdings fast das Gegenteil entwickelt: Immer weniger Eltern bringen den Mut zum Neinsagen auf, indem sie sich aus solchen Situationen mit Versprechungen, Süßigkeiten oder anderen ‹Belohnungen› buchstäblich ‹freikaufen›.

Auch ist es nicht gut, wenn es im Zusammenhang von Lob und Strafe in der Familie zu eingefahrenen Rollenverteilungen kommt: Der eine ist zuständig für Verbot und Strafe, der andere für Trost und Belohnung. Das schafft eine die Gemeinschaft schädigende ‹Parteinahme› und hilft auf Dauer niemandem, am wenigsten dem Kind.

Strafen Sie Ihr Kind niemals mit Liebesentzug

Was aber kann man tun, wenn Strafe unumgänglich zu sein scheint? Manche Eltern reagieren mit ‹Liebesentzug›. – Es ist nicht nur ein schreckliches Wort – Liebesentzug darf nicht einmal in Erwägung gezogen werden.

Echte Liebe wendet sich niemals ab

Am wirksamsten scheint die sichtbare Trauer der Eltern über ein Fehlverhalten des Kindes zu sein, denn das Kind möchte keine traurigen Eltern und leidet dann mit ihnen. Dabei ist vor allem wichtig, dass in unangenehmen Situationen, wie sie im Leben unvermeidlich sind, alle Beteiligten die Gewissheit und das Vertrauen haben können, dass alles wieder gut wird. Welchen Weg Sie auch einschlagen – er wird in aller Regel zum Ziel führen, wenn Sie die Grundmaxime beherzigen: Die Liebe zu Ihrem Kind kann durch nichts verloren gehen!

Trotzigen Willen nicht brechen, sondern umlenken

Das gilt vor allem zur Bewältigung der manchmal schwierigen Situationen, die mit dem ‹Trotzalter› zusammenhängen. Diese Phase, die um das dritte Lebensjahr herum auftritt und bei manchen Kindern recht lange anhält, hat ihre Ursache in einer positiven Entwicklungsstufe: Ihr Kind, das sich jetzt als ein eigenständiges Ich erlebt, möchte die Kraft seines eigenen Willens ausprobieren und feststellen, ob es Ihren Willen vielleicht doch brechen kann. In einer solchen Situation ist es dann manchmal nicht leicht, ruhig und konsequent zu bleiben und sich auch nicht persönlich ‹angegriffen› zu fühlen, was leicht zu der Reaktion führen kann: Wir wollen doch mal sehen, wer der Stärkere ist.

Kraftproben vermeiden

Besser als nervenaufreibende ‹Kraftproben› hat sich in solchen Situationen die eigene Phantasie bewährt, mit der Sie den festgefahrenen Willen Ihres Kindes auf ein anderes Ziel umlenken können, so dass es plötzlich zu einem ungeahnten Erfolgserlebnis kommt. Auf diese Weise helfen Sie Ihrem Kind aus seiner Sackgasse heraus, ohne dass es dabei sein ‹Gesicht verlieren› muss.

So erlebte ich einmal, dass ein dreijähriges Kind einen Spaziergang auf keinen Fall mehr fortsetzen wollte und nicht mehr zu bewegen war, weiterzugehen, weil es getragen werden wollte. Dann aber fand es die Idee kleiner Wettläufe bis zum Auto sehr gut und kam – natürlich – als Erstes an.

Die Familie – das Maß aller Erziehungsdinge?

Allein erziehende Mütter und Väter

Bisher haben wir alle Betrachtungen unter dem Aspekt des ‹Normalfalls› Familie angestellt. Nun ist es aber eine Tatsache, dass es heute sehr viele allein erziehende Eltern gibt, denen die schwere Aufgabe zufällt, über ihre Berufstätigkeit hinaus ein Kind allein verantwortlich ohne die Unterstützung eines Partners zu ernähren und zu erziehen.

Wenn Sie mehr darüber wissen wollen

Michaela Glöckler, *Elternsprechstunde. Erziehung aus Verantwortung*, Stuttgart [4]1995
Michaela Glöckler, *Elternfragen heute. Erziehung aus Verantwortung*, Stuttgart [2]1995
Monika Kiel-Hinrichsen, *Warum Kinder trotzen. Phänomene, Hintergründe, pädagogische Begleitung*, Stuttgart 1999
Henning Köhler, *Schwierige Kinder gibt es nicht. Plädoyer für eine Umwandlung des pädagogischen Denkens*, Stuttgart 1998
Christa Meves, *Mut zum Erziehen. Seelische Gesundheit – Wie können wir sie unseren Kindern vermitteln*, Stein am Rhein [25]1997
Jean Piaget, *Das Weltbild des Kindes*, München 1988
Prekop, Irina, *Der kleine Tyrann. Welchen Halt brauchen Kinder?*, München 1998

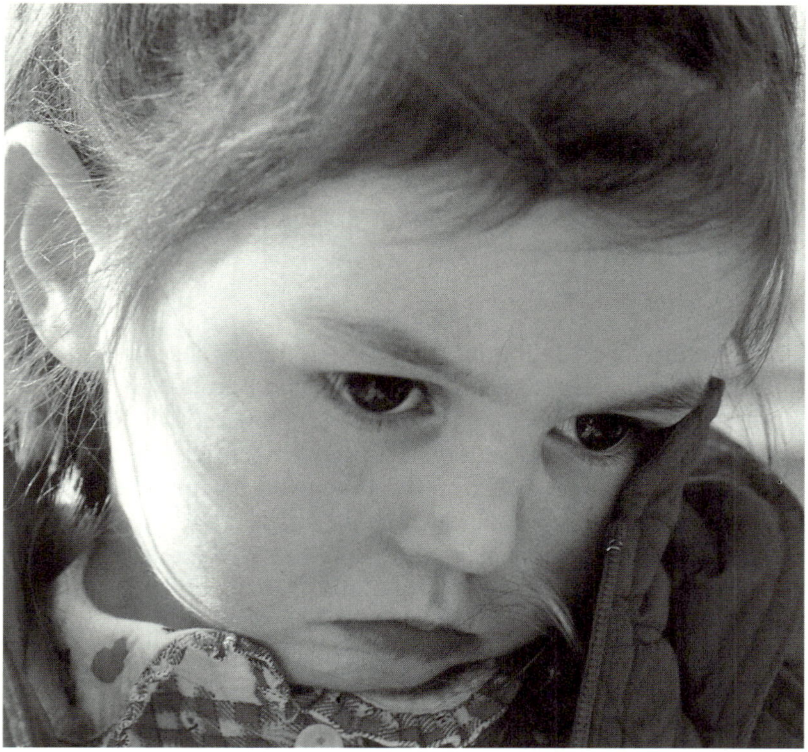

‹Wir wollen doch mal sehen, wer der Stärkere ist!› Im Trotzalter sind Kraftproben zwischen Eltern und Kind an der Tagesordnung.

Viele allein erziehende berufstätige Mütter und Väter leiden unter der Angst, diesen Ansprüchen nicht gerecht werden zu können, zudem unter einem schlechten Gewissen, wenn sie gezwungen sind, ihr Kind tagsüber einem anderen Menschen anzuvertrauen. Dies betrifft auch Familien, in denen beide Elternteile arbeiten.

Wenn wir davon ausgehen, dass eine intakte Familie der ideale Ort des Heranwachsens für ein Kind ist, kann man grundsätzlich sagen, dass diejenigen Umstände in der jeweiligen persönlichen Situation für ein Kind am gedeihlichsten sind, die dem ‹Familienmodell› am nächsten kommen: Auch Großeltern, eine Pflege- oder Tagesmutter, ein Babysitter oder eine Nachbarin können die Aufgabe übernehmen, ein Kind verantwortungsvoll zu betreuen.

Das Kind braucht eine feste Bezugsperson

Wichtig ist dabei vor allem, einen Platz zu finden, an dem Ihr Kind immer das Gefühl hat, dass mindestens ein Mensch ganz für es da ist, und dass Sie die Gewissheit haben, dass sich diese ‹Bezugsperson› aufmerksam und liebevoll um Ihr Kind kümmert. Wenn andere Menschen dabei behilflich sind, muss dies keine Mangelsituation bedeuten, sondern kann im Gegenteil eine wichtige Ergänzung und Bereicherung für Ihr Kind sein.

Kindergarten ja – Vorschule nein

Die heute übliche Kleinfamilie – viele Kinder wachsen als Einzelkinder ohne Geschwister auf – wie auch die Berufstätigkeit vieler allein erziehender Eltern oder Familien, in denen beide Elternteile arbeiten, machen den Kindergarten heute wichtiger denn je. Der ständig wachsende Bedarf an Kindergartenplätzen spricht eine deutliche Sprache.

Begegnung mit Gleichaltrigen im gemeinsamen Spiel

Nach dem dritten Lebensjahr sind die meisten Kinder so weit, dass sie einen Kindergarten besuchen können. Ob Sie einen Platz in einem öffentlichen Kindergarten suchen oder vielleicht gemeinsam mit anderen Müttern und Vätern einen privaten Kindergarten gründen wollen – der beste Kindergarten ist unserer Erfahrung nach jener, der sich in erster Linie darum kümmert, dass die Kinder sich im Spiel, beim Malen, Basteln, Singen und Erzählen in einer Gruppe Gleichaltriger kennen lernen. Eine gute Kindergärtnerin/ein guter Kindergärtner wird dabei nicht nur die Kreativität der Kinder fördern, sondern auch ihr Sozialverhalten beobachten und lenken und ihnen die Erscheinungen der Natur ebenso nahe bringen wie die unmittelbaren Anforderungen des täglichen Lebens.

Wenn Sie mehr darüber wissen wollen

Gudrun Davy und Bows Voors, *Familienleben. Selbstverwirklichung und Partnerschaft in der täglichen Praxis*, Stuttgart [2]1986

Ein Moment zum Nachdenken

Eine Studie der neuesten entwicklungspsychologischen Forschung an Kindern von berufstätigen allein erziehenden Eltern hat ein interessantes Ergebnis gebracht: Diejenigen Kinder zeigten am allerwenigsten oder gar keine Mangelerscheinungen in ihrem Gefühl des Behütetseins, deren Mütter (oder Väter) ihnen gegenüber die eigenen schmerzlichen Gefühle beim täglichen morgendlichen Abschied ebenso deutlich zeigten wie ihre große Freude über das abendliche Wiedersehen. Diese Erfahrungen wurden auch im Kibbuzsystem in Israel gemacht, bei dem die meisten Kinder von klein an tagsüber in Kinderkrippen betreut werden, während die Eltern arbeiten.

Der Kindergarten sollte keine Bildungsanstalt sein

Eines aber sollte der Kindergarten nicht sein: eine der Schule vorgeschaltete Lerninstitution zur intellektuellen Früherziehung. Schreib-, Lese- und Rechenunterricht sollten im Kindergarten noch keine Rolle spielen, das kommt in der Schule früh genug. In diesem Alter ist die Förderung der Phantasie unendlich viel wichtiger als die rechtzeitige intellektuelle Entwicklung, um die wir uns in unserer technisierten Welt überhaupt nicht sorgen müssen, eher um dämpfende Maßnahmen.

Dabei sind uns die weit verbreiteten Versuche der sechziger Jahre in schlechter Erinnerung geblieben, da man, ausgehend von der Theorie über das Gehirn, das rechtzeitig zu programmieren bisher immer versäumt worden sei, Dreijährigen das Lesen und Schreiben beibrachte. Spätere Untersuchungen an diesen Kindern haben gezeigt, dass sie sowohl schwere emotionale Defizite aufwiesen als auch in ihrer Entwicklung im Bereich der schöpferischen Phantasie weit zurückgeblieben waren.

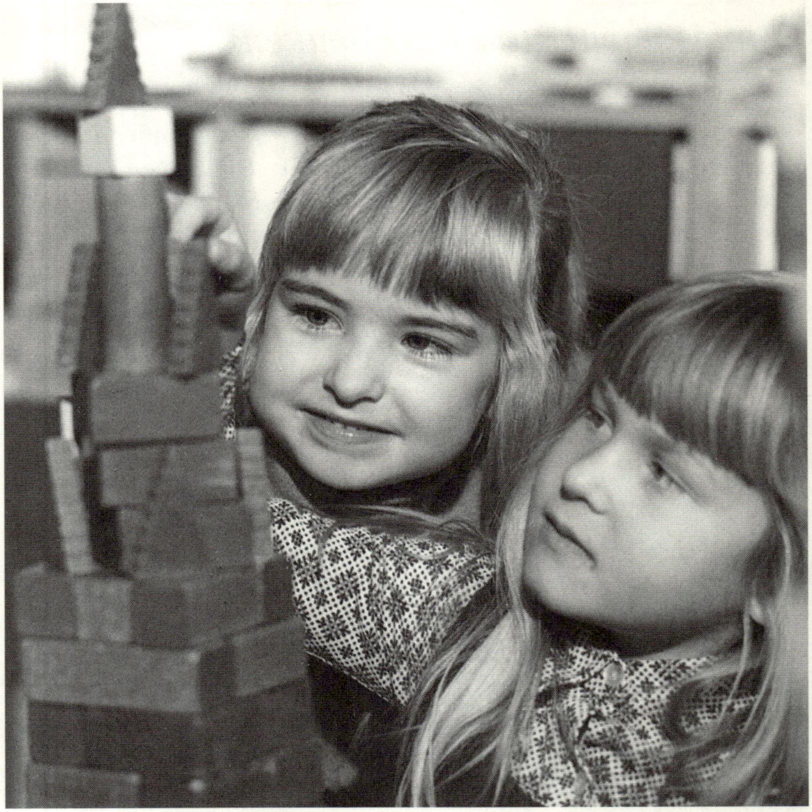

Gemeinsames Spiel fördert die Kreativität des Kindes und bietet die Möglichkeit, sein Sozialverhalten zu beobachten.

Sinnvolles Spielen

An dieser Stelle möchten wir noch einmal über Spielzeug für die gesamte vorschulische Zeit sprechen. Dabei ist Grundsätzliches schon klar geworden (siehe S. 76ff.): Wir empfehlen von Anfang an Spielzeug aus Naturmaterialien, ohne dabei dogmatisch zu verfahren. Von den Holzspielsachen war schon die Rede, die Sie in Spezialgeschäften für gutes Spielzeug in reicher Auswahl finden, freilich zu gepflegten Preisen.

Technisches Spielzeug

Im Kindergartenalter zwischen drei oder vier und sechs Jahren spielt heute allerdings Technisches eine größere Rolle. Deshalb ist es durchaus vertretbar, wenn Sie Ihrem Kind Autos und Eisenbahnen, alles was rollt, zum Spielen geben.

Kein elektrisches Spielzeug im Vorschulalter

Auch hier gibt es gutes und bei Kindern sehr beliebtes Holzspielzeug, etwa Eisenbahnen, die die Phantasie Ihres Kindes anregen und fördern. Auch aufziehbare Eisenbahnen in einfacher Form können einem etwa fünfjährigen Kind viel Freude machen. Am besten ist es, wenn jemand mitspielt und der Akzent etwa auf dem Bau der Strecke, den Häusern und Tieren am Rand liegt. Elektrische Eisenbahnen dagegen werden in der Regel zu früh angeschafft und dienen meist eher der Befriedigung des väterlichen Spieltriebs. Dafür ist im Schulalter noch Zeit genug, wenn Ihr Kind schon ein anfängliches Verständnis für die Kraft der Elektrizität und den Umgang mit ihr entwickelt hat.

Bilderbücher

Bilderbücher machen Ihrem Kind jetzt ebenfalls großen Spaß, doch auch hier gilt: Keinesfalls zu viele! Kaufen Sie anfangs möglichst stabile Bücher, in denen Ihr Kind selbst blättern kann, ohne dass sie gleich zerreißen. Achten Sie bei der Auswahl der Bilder auf klare, einfache Formen, die Ihr Kind als Gegenstände seiner Umgebung wiedererkennt, und darauf, dass Sie bei Ihren Erklärungen, was auf einem Bild dargestellt ist, Ihrem Kind Raum für eigene Phantasie lassen

Lernen Sie, mit den Augen des Kindes zu sehen

Andere Bilderbücher eignen sich oft nur zum gemeinsamen Lesen und Anschauen. Auf diesem Gebiet gibt es viele gute Bücher, die sowohl vom Text her als auch von der kindgemäßen Gestaltung der Bilder empfehlenswert sind.

Wichtig ist, dass Sie bei der Anschaffung eines Bilderbuches darauf achten, dass nicht Ihr eigenes erwachsenes ästhetisches Urteil den Ausschlag gibt, sondern dass Sie versuchen, mit den

Ein Moment zum Nachdenken

Das naturwissenschaftliche Menschenbild

Unser heutiges Lebensgefühl drückt sich vor allem im Konsum unendlich vieler Waren einschließlich der ‹Konsumgüter Massenmedien› aus, es gründet auf einem Menschenbild, das, wenn auch in sehr komplizierten Einzelerkenntnissen, den Menschen nach wie vor als biologischen Apparat beschreibt. Dieses Bild ändert sich zwar immer wieder, wie auch die verschiedenen Moderichtungen sich ändern, aber im Grunde beherrscht uns die Überzeugung, dass der Mensch ausschließlich von Erbfaktoren und Umwelteinflüssen geformt wird. Aus zufälliger Kombination dieser Erbfaktoren und den jeweiligen Umweltbedingungen entwickelte sich so allmählich der Mensch, dessen Individualität und Komplexität sich vor allem durch sein ‹Gehirn› ausdrückt, mit dem man häufig sogar das ‹Ich› identifiziert. So wird auch verständlich, wenn man das Lebensende eines Menschen mit dem Verlöschen seiner messbaren Gehirnströme gleichsetzt und damit seine Existenz als beendet ansieht.

Der Mensch ist mehr als ein biologischer Apparat

Diese Sichtweise scheint auf den ersten Blick ganz vernünftig zu sein. Dennoch wissen wir, dass sich die meisten Menschen tief im Innern auf die Frage ‹Wer bin ich?› mit dieser ‹naturwissenschaftlichen› Antwort nicht zufrieden geben. Dies zeigt sich neben anderem in unserer Hoffnung auf Dauer, auf Unsterblichkeit über den Tod hinaus. Es drückt sich auch darin aus, dass der Mensch Werke erschaffen kann, die ihre Größe nicht der Natur verdanken, sondern dem Geist, der darüber hinausreicht: In einem griechischen Tempel, in einer gotischen Kathedrale oder einer chinesischen Vase, in Bachs Matthäuspassion, Dantes Göttlicher Komödie, in Goethes Faust und vielen anderen großen Kunstwerken zeigt sich das innere Geheimnis des Menschen, das sich jeglicher wissenschaftlichen Messbarkeit entzieht.

Augen Ihres Kindes zu sehen, und das Buch auszuwählen, das nach Inhalt und Bild seine Phantasie und sein Weltempfinden bereichern kann.

Manchmal machen Eltern dabei die Erfahrung, dass auf irgendwelchen Wegen recht kitschig bebilderte Geschichten an ihr Kind herankommen, und dass gerade diese seine besondere Vorliebe besitzen. Das ist kein Unglück, das unterbunden werden müsste, hat doch auch Kitsch für die kindliche Phantasie etwas durchaus Anregendes, weil es sich ja selbst in die Welt dieser Scheinvollkommenheit, die dem Kitsch eigen ist, mit seiner Phantasie gut einfühlen kann.

Musizieren und Singen

Die Seele des Kindes zum Klingen bringen

Musizieren, angefangen beim gemeinsamen Singen von Kinderliedern, ist ein wichtiger Bestandteil der musischen Förderung im Kindergartenalter, sowohl gemeinsam in der Gruppe im Kindergarten als auch zu Hause mit den Eltern und Geschwistern. Immer wird so in der Seele Ihres Kindes etwas zum Klingen gebracht, das über die Alltagswelt hinausreicht.

Besondere musikalische Früherziehung, die vor allem dem Ehrgeiz der Eltern entspringt, ihr Kind zu einem ‹Star› machen zu wollen, ist durchaus entbehrlich.

Malen und Gestalten

Jedes Kind ist ein ‹Künstler›

Malen mit Wasserfarben und guten (giftfreien!) Malstiften oder Wachsmalkreiden ist ebenfalls ideal, um die Freude an der schöpferischen Phantasie Ihres Kindes zu wecken. Aus den zunächst noch unbeholfenen, krakeligen Zeichnungen werden mit zunehmendem Alter immer deutlichere Muster und Formen, mit denen Ihr Kind sich ausdrückt. Verständnisvolle Anleitung ist Ihrem Kind dabei sicher willkommen, doch raten wir von solchen Vorlagen ab, bei denen Ihr Kind vorgegebene Konturen farbig ausmalen soll, weil hier seiner Phantasie unnötig Grenzen gesetzt werden.

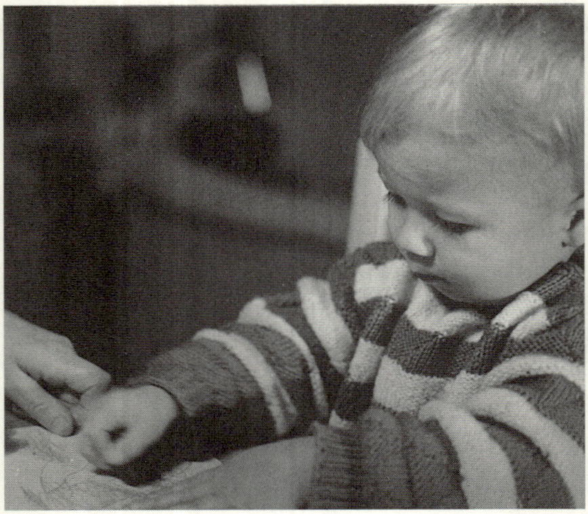

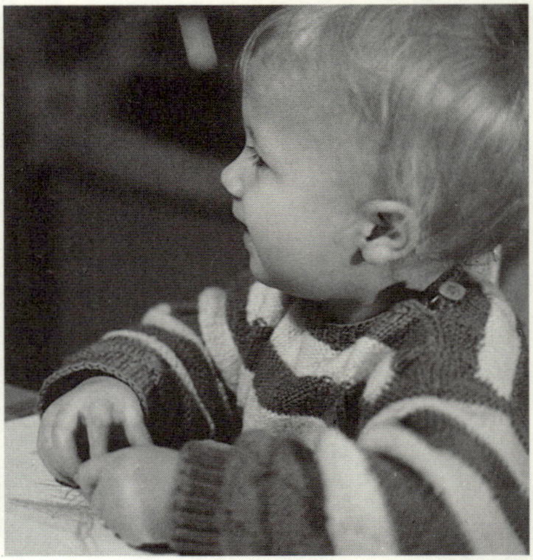

Beim Malen und Gestalten sind der Phantasie des Kindes keine Grenzen gesetzt.

Kneten mit Knetwachs ist gleichfalls von großer Bedeutung für Ihr Kind in der Zeit des Kindergartens, auch hier kann es sich mit seiner ganzen Phantasie ausdrücken.

Wenn Sie mehr darüber wissen wollen

Michaela Strauss, *Von der Zeichensprache des kleinen Kindes. Spuren der Menschwerdung*, Stuttgart [5]1994
Inger Brochmann, *Das Geheimnis der Kinderzeichnungen. Wie können wir sie verstehen?*, Stuttgart 1998

Kinderkrankheiten

Über die großen ‹Leistungen›, die Ihr Kind in den ersten Wochen, Monaten und Jahren vollbringt, haben wir bereits ausführlich gesprochen. Diese Entwicklungsschritte aber verlaufen selten ohne gesundheitlich kritische Momente, was sich in den meisten Fällen in fiebrigen Infekten oder in jähen Fieberschüben mit Erkältungssymptomen oder auch ohne Symptome dieser Art ausdrückt. In der Regel neigt man heute dazu, die Ursachen ausschließlich in äußeren Einflüssen zu suchen, seien es Bakterien, Viren, Witterungsumschwünge, Umwelteinflüsse oder falsche Ernährung.

Tiefere Ursachen einer Krankheit

Solche Einbrüche in den ungestörten Entwicklungsablauf können jedoch durchaus im Sinne der Entwicklung sein. Haben Sie vielleicht einmal beobachtet, dass plötzliche seelische Veränderungen Ihres Kindes, die sich in Weinerlichkeit, Trotzanfällen oder Aggressionsschüben gezeigt haben, einem Fieberausbruch vorausgegangen sind? Diese innere Krise macht dann den Weg frei etwa zur Besiedelung des Halses mit Bakterien, drückt sich körperlich als Krankheit aus, die entstehen kann, weil der Gesamtorganismus geschwächt ist. Zahlreiche Beispiele in der Praxis haben gezeigt, dass eine Zeit seelischen Ungleichgewichts, etwa im Zusammenhang mit dem Eintritt in den Kindergarten, diesen plötzlichen Fiebereinbrüchen vorausgeht.

Krankheiten können positive Kräfte freisetzen

In einem solchen, oft sogar heftigen Fieberanfall lässt sich ein inneres Aufbäumen unbewusster Kraftzentren im Kind erkennen, die sich in einem akuten Willensschub stärker zur Geltung bringen wollen und so das Wesen Ihres Kindes deutlicher als vorher erscheinen lassen. Dieses Aufbäumen hat seinen Grund.

Wie schon erwähnt (siehe S. 16 und 66), ist ein Kind kein Zufallsprodukt seiner Erbanlagen, sondern ein gottgewolltes Eigenwesen. Eine akute Erkrankung müssen wir deshalb immer auch aus diesem Blickwinkel betrachten. Dabei erscheint die Annahme unrealistisch, dass ein solches Eigenwesen mit den ihm vorgegebe-

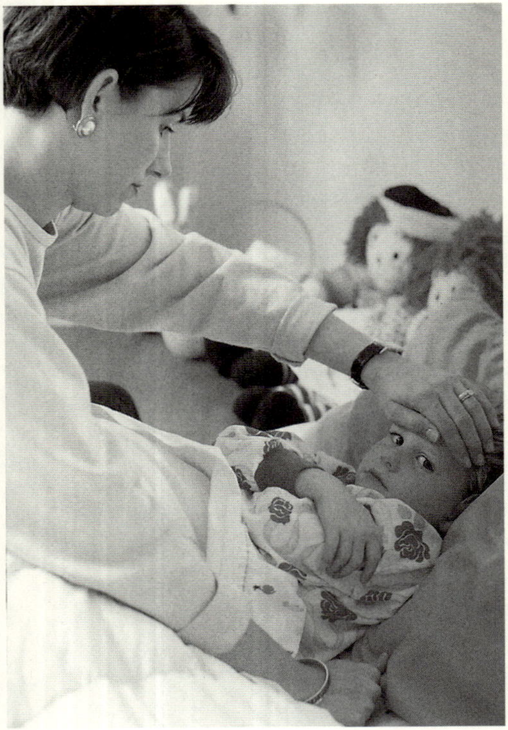

nen Erbanlagen ohne Probleme zurechtkommt. Es möchte sich in seinem körperlichen ‹Gehäuse› individuell einrichten, und dabei wird eben auch manchmal gründlich ‹ausgeräumt›.

Fieber – die heilende Kraft

Ein solcher Krankheitsausbruch kann in seiner Intensität Angst sowohl bei Ihrem Kind als auch bei Ihnen auslösen, und eine Abklärung der fieberauslösenden Ursachen ist selbstverständlich immer erforderlich. Aber bedenken Sie bitte auch, dass dem Körper durch das Fieber die ‹Chance› gegeben wird, aus eigener Kraft von seiner zeitweiligen Labilität zur Stabilität zurückzufinden. Würden Sie diese Selbstregulierung jetzt durch künstliche fiebersenkende Mittel unterdrücken, müsste sich der Organismus Ihres Kindes nach kurzer Zeit zu einem neuem Fieberschub aufraffen. Inzwischen aber wäre sein Allgemeinbefinden schon stark geschwächt und erneutes Fieber würde Ihr Kind jetzt stärker belasten.

Fieber stärkt das Immunsystem

Auch medizinisch gesehen ist Fieber durchaus sinnvoll, da Temperaturerhöhungen auf 38,5° C und darüber die Lebensbedingungen von Bakterien und Viren erheblich einschränken und die von ihnen erzeugten Giftstoffe (Toxine) rascher ausscheiden lassen. Darüber hinaus hat das Fieber eine wichtige Funktion bei der Bildung von körpereigenen Abwehrstoffen, es trainiert sozusagen das Immunsystem Ihres Kindes. Deshalb: Bei noch so hohem Fieber besteht nie eine Lebensgefährdung!

Es gibt viele Menschen, die nur sehr schwer Fieber entwickeln können. Von ihnen ist bekannt, dass sie viel eher als andere zu degenerativen Erkrankungen – und dabei vor allem zu Krebs – neigen. So ist es durchaus berechtigt, im Fieber ein die Gesundheit förderndes Reagieren des Organismus zu sehen.

Aufgabe des Arztes ist es, den Organismus in seiner Auseinandersetzung mit der disharmonischen Gesamtsituation, die sich im Fieber zeigt, zu unterstützen.

Zusammenfassung

Das Fieber bringt, vor allem in der Kindergartenphase, das innere Gleichgewicht Ihres Kindes wieder ins Lot, indem es harmonisiert, krank machende Erreger zerstört und den Körper entgiftet, wodurch es gleichzeitig die Abwehrkräfte stärkt. Äußeres Zeichen hierfür ist die positive Veränderung im Gesichtsausdruck und im Verhalten eines vom Fieber genesenen Kindes.

Kinderkrankheiten – wichtige Hilfen für die Entwicklung

Dies gilt in besonderem Maß für jene Krankheiten, die vor allem in den ersten Lebensjahren eines Kindes auftreten und deshalb Kinderkrankheiten genannt werden. Damit sind vor allem jene Krankheiten gemeint, die sich in einem typischen Hautausschlag äußern und einen gesetzmäßigen Verlauf nehmen, in erster Linie Masern und Scharlach.

Krisen haben ihren Sinn

Bei der Beurteilung dieser Krankheiten unterscheidet sich unser Standpunkt deutlich von der weitgehend üblichen schulmedizinischen Betrachtungsweise: Schulmedizinisch gesehen ist es das Ziel, diese Krankheiten als Störungen – und damit als unnütz – zu vermeiden oder aber, wenn sie bereits eingetreten sind, ihre Symptome zu bekämpfen. Die Frage nach dem Sinn einer Krankheit stellt sich dabei weniger, eher wird sie als eine Art Betriebsschaden angesehen, der umgehend repariert werden muss. Das ist insofern verständlich, als jede Krankheit für den betroffenen Menschen mehr oder weniger unangenehmes Leiden mit sich bringt und er von diesem Leiden befreit werden möchte. Zudem kommt im Allgemeinen ‹Lebensbetrieb› jede Krankheit immer zur Unzeit – also verlangt man von der Medizin die schnellstmögliche Wiederherstellung des gesunden Zustandes.

Kinderkrankheiten können die Entwicklung begünstigen

Diese Betrachtungsweise aber wird den entwicklungspsychologischen Gesichtspunkten der individuellen Biographie eines jeden Menschen vom ersten Tage seines Lebens an in keiner Weise gerecht. Das Hineinwachsen Ihres Kindes in die Welt der Erwachsenen kann gar nicht ohne Krisen abgehen, ohne Verwundungen, ohne Ängste vielerlei Art. In der Kindheit können dann solche Ereignisse wie das Ausbrechen einer Kinderkrankheit geradezu die Chance für Ihr Kind sein, eine aus seiner Biographie heraus notwendige Erneuerung des ganzen Wesens einzuleiten. Vor allem für die Auseinandersetzung mit den Vererbungskräften, die der Individualität Ihres Kindes sozusagen im Wege stehen, können solche Krankheitseinbrüche ungewöhnlich hilfreich sein.

Den Häutungsprozess unterstützen

Eltern haben sehr oft den Eindruck, ihr Kind sei nach der Krankheit völlig verändert, es habe sich ‹gehäutet›.

Diesen ‹Häutungsprozess› zu unterstützen ist die Aufgabe des Arztes und der Menschen, die das Kind pflegen. Sinnbildlich dargestellt ist dieser Vorgang in dem bekannten ärztlichen Zeichen, dem Äskulapstab, auf dem sich eine Schlange um einen Stab ringelt: Die Schlange kann ihr Wachstum nur vollziehen, wenn sie ihre alte Haut abstreift, sich häutet. Vergleichbares tut Ihr Kind bei einer Kinderkrankheit.

Was ist das Auffällige an diesen Kinderkrankheiten?

Ihrem Ausbruch geht eine Periode von Abgeschlagenheit und Verstimmung, von herabgesetzter Vitalität voraus. Bei Ausbruch der Krankheit wird sichtbar, dass zwei Bereiche des Körpers mehr oder weniger stark betroffen sind: Die Haut und Schleimhäute sowie der Atembereich.

Versteht man die Haut als ein über den ganzen Körper ausgebreitetes Sinnesorgan mit vielfältigen Funktionen, das bekanntlich äußerst sensibel reagiert, wird ihre ‹Rolle› ganz klar: In ihrer krankhaften Veränderung zeigt die Haut den Grad des stürmischen Individualisierungsprozesses an, der sich in Ihrem Kind vollzieht.

Ein Individualisierungsprozess findet statt

Ähnliches gilt für die Atmung. Hier, im rhythmischen System (vgl. S. 16f.), im Gefühlsbereich des Herzens und des Atems, ist der Mensch am deutlichsten ‹für sich›, empfindet er wie niemand anders sonst. Deshalb geschieht bei einer solchen ‹Wesenshäutung› auch hier vieles, das Ihr Kind während seiner Krankheit als heftige Störung seines normalen Lebens erlebt.

Die Masern – ein Weg zu innerer Harmonie

Die in dieser Hinsicht segensreiche Auswirkung einer typischen Kinderkrankheit lässt sich an den Masern besonders deutlich erkennen: Ist der erste akute Krankheitsverlauf überstanden, was häufig schon durch die gleich bleibende Wärme, vor allem aber dadurch geschieht, dass das Fieber nicht künstlich gesenkt wurde, können Sie plötzlich die schon angesprochenen Persönlichkeitsveränderungen erkennen: Übertriebene Eigenarten und extreme Verhaltensweisen, die Sie vor Ausbruch der Krankheit an Ihrem Kind feststellen konnten, haben deutlich nachgelassen oder sind verschwunden. Auch sein Gesichtsausdruck hat sich verändert. Der gesamte Organismus scheint durchformter zu sein. – Ihr Kind ist mit Körper, Seele und Geist in neuer Harmonie.

Positive Veränderungen als Folge der Krankheit

Geleistet hat dieses Wunder vor allem der Wärmeprozess des Fiebers, das zunächst die Formen wie aufgelöst erscheinen ließ – durch das Anschwellen der Haut und der Schleimhäute wurden die Gesichtszüge verwischt, um danach umso klarer in Erscheinung zu treten. Hinzu kommt, dass die Kinder nach der Krankheit auch geistig deutlich aufnahmefähiger geworden sind.

Die positive Wirkung einer solchen Kinderkrankheit wird Ihnen verständlich erscheinen lassen, warum in der Regel von einer Masernimpfung abgeraten werden sollte.

Ein Moment zum Nachdenken

Während Kinder, die eine Masernerkrankung hinter sich gebracht haben, durch die besondere Ausgeglichenheit ihres Wesens auffallen, zeigt ein Kind nach Scharlach, den es wirklich aus-geruht hat, häufig ein größeres aktives Interesse an der Welt, fühlt sich für seine Zukunft neu motiviert.

Anhand dieser beiden Beispiele lässt sich geradezu paradox formulieren: Kinderkrankheiten machen Ihr Kind letztlich gesünder.

Scharlach festigt Seele und Geist

Den Scharlach kann man als eine Art Kontrast zu den Masern bezeichnen. Während Masern, einmal irgendwo ausgebrochen, fast alle Kinder erfasst, erkrankt an Scharlach immer nur ein Teil der mit dem Erreger in Kontakt gekommenen Kinder. Das Erscheinungsbild der Haut ist kurzfristig von flammender Röte bestimmt, wobei die Gesichtszüge im Unterschied zu den Masern deutlich modelliert erscheinen.

Ein Umwandlungsvorgang vollzieht sich

Bei dieser Kinderkrankheit gewinnt man den Eindruck, dass es sich nicht so sehr um die Auseinandersetzung mit seelischen Erbanlagen handelt, sondern eher um ein allgemeines Harmoniedefizit, das es nötig macht, Seele und Geist stärker in die Körperlichkeit einzubinden. Das plötzliche Auftreten, die heftigen Symptome, die das Kind sehr mitnehmen, sind Zeichen dieses starken Umwandlungsvorgangs. Vor allem in der Hautschuppung, die auf die Rötung folgt, zeigt sich das Bild dieser ‹Häutung›. So kann man den Scharlach als einen außergewöhnlichen Impuls zur Festigung der werdenden Persönlichkeit ansehen, als einen Prozess der Verinnerlichung auf dem Wege des Kindes zu sich selbst.

Unbedingt Bettruhe einhalten

In dieser Krankheitsphase braucht Ihr Kind vor allem Ruhe. Etwa drei Wochen Bettruhe – also über die Zeit des Fiebers hinaus – ist die wichtigste Therapie. Zur Bettruhe gehört jedoch auch die Ruhe im Krankenzimmer. Hier ist Ihre Phantasie angesprochen, die mögliche Langeweile Ihres Kindes, die dabei gar nicht einmal so auffällig ist, sinnvoll zu vertreiben.

Scharlach nicht unterdrücken!

Auch bei der Beurteilung des Scharlach lassen sich wieder Unterschiede in den medizinischen Ansichten erkennen: Bakterien lösen zwar zweifellos die Scharlach-Erkrankung aus, aber nur dasjenige Kind erkrankt daran, dessen Gesamtentwicklung die Bereitschaft zu diesem Krankheitsprozess zulässt. Ein etwa durch Penicillin unterdrückter Scharlach kann sich nach wenigen Wochen wiederholen, unter Umständen sogar mehrmals. Deshalb kann nicht die Unterdrückung der Symptome und damit eines wichtigen Entwicklungsprozesses das therapeutische Ziel sein, sondern die sinnvolle Begleitung des heranwachsenden Kindes in einer besonderen Lebenssituation, auf die wir durch die Erkrankung aufmerksam geworden sind. Die Erfahrung zeigt, dass Kinder, die eine dreiwöchige Bettruhe eingehalten haben, in der Regel anschließend völlig gesund sind.

Wenn Sie mehr darüber wissen wollen

Michaela Glöckler und Wolfgang Goebel, *Kindersprechstunde*, Stuttgart ^{13}1988

Johannes Bockemühl und Wolfgang Goebel, *Zu den Impfungen. Beratungen aus der Kinderabteilung des Gemeinnützigen Gemeinschaftskrankenhauses Herdecke*; zu beziehen über die Kinderambulanz des Gemeinschaftskrankenhauses Herdecke, Beckweg 4, 58313 Herdecke, bei Zusendung eines Rückumschlags (21,8 x 11,4 cm) und DM 2.– in Briefmarken.

Zur Linden, Dr. med. Volker, *Immunsystem natürlich stärken*, München ^{2}1993

H. Michael Stellmann, *Kinderkrankheiten natürlich behandeln*, München 1997

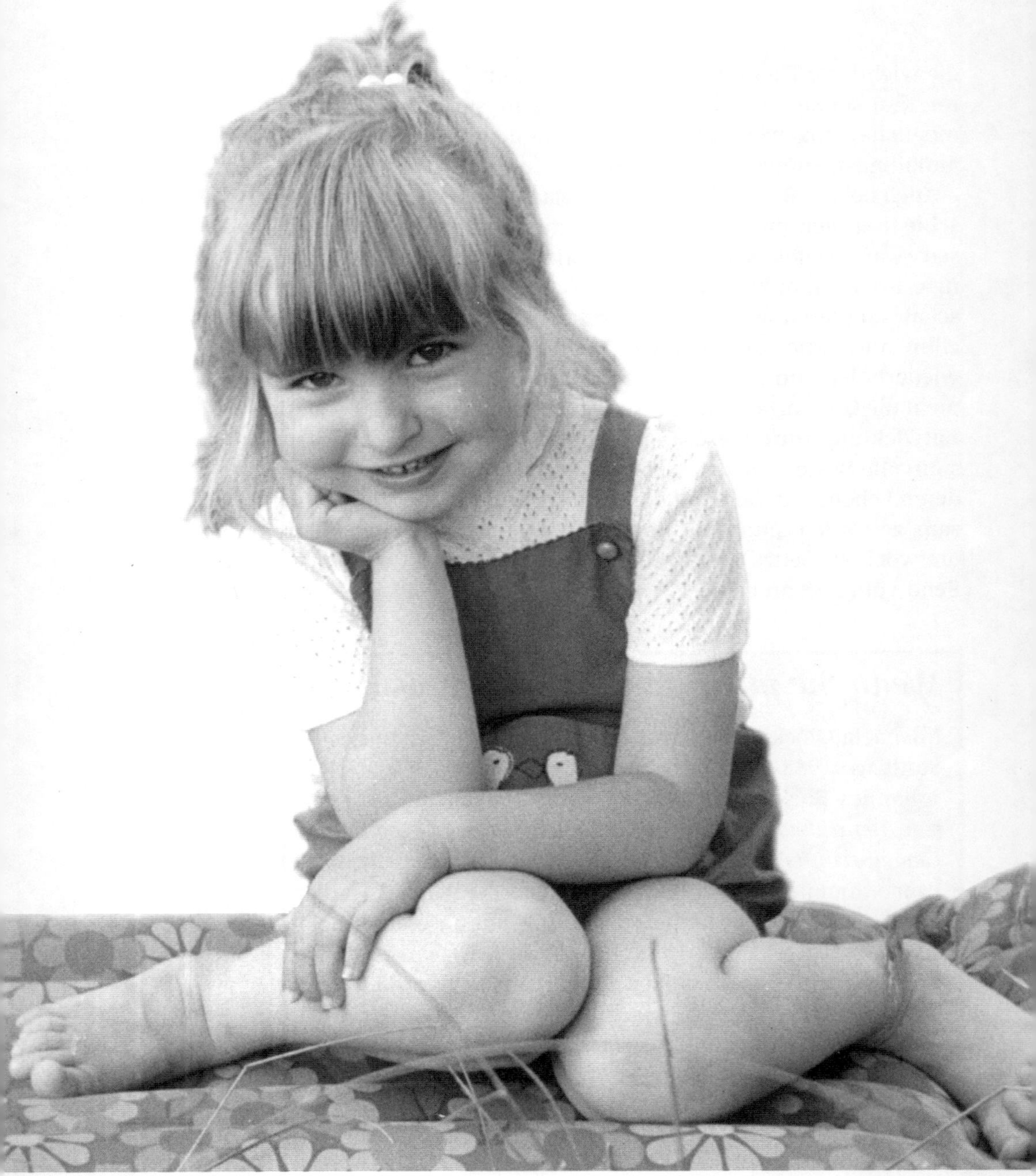

Die Zeit der Schulreife

Während der Jahre, in denen Ihr Kind den Kindergarten besucht, werden Sie bemerken, dass sein Erlebnishorizont sich kontinuierlich erweitert, dass es die Welt ‹dort draußen› neugierig Schritt für Schritt erobert. Weltentdeckung und wachsende Ich-Erfahrung stehen dabei in einem engen, sich entsprechenden Zusammenhang, wie wir es im Folgenden zeigen möchten.

Kinderzeichnungen sprechen eine deutliche Sprache. Wer sie versteht, kann einen tiefen Blick in die Seele des Kindes werfen.

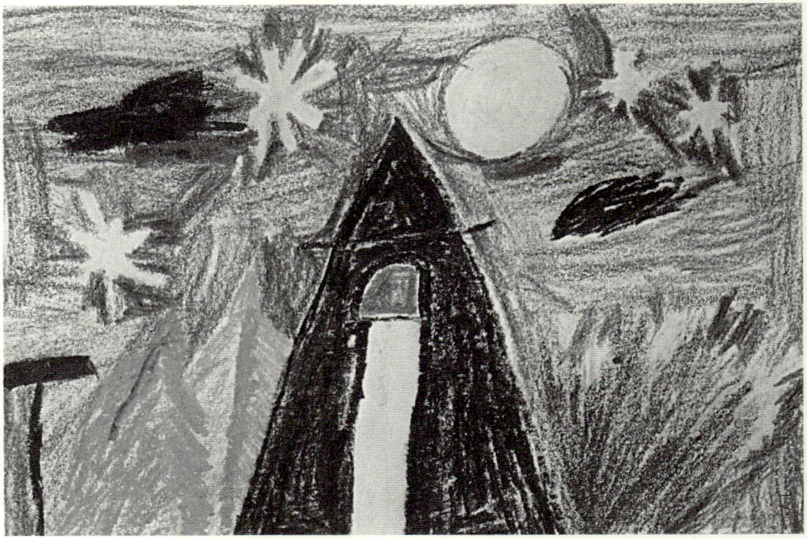

Die Welt entdecken – sich selbst erfahren

Das Haus – Symbol für kindliche Geborgenheit

Unter all den Phantasiebildern, die Gemüt und Phantasie eines Kindes im Spiel auffällig häufig beschäftigen, steht an erster Stelle das Haus. Sicher hat die Tiefenpsychologie Recht, wenn sie diese Sehnsucht des Kindes, ja des Menschen überhaupt, ‹behaust› zu sein, auf seine embryonalen Erfahrungen der Sicherheit des schützenden Mutterleibs zurückführt. Man kann sagen, dieser Schutz war zwar noch vollkommen, der äußere Erlebnishorizont dafür aber gleich null. – Ausgangspunkt und Horizont fielen noch zusammen.

Mit der Geburt hat sich dieser ‹paradiesische› Zustand schlagartig geändert, als das Kind den Mutterleib verließ und die Welt in ihrem zunächst sehr bedrängenden Außensein geradezu schockartig wahrnahm – mit seinem ersten Lebensschrei hat es darauf geantwortet.

Seine nächste Hülle, sein nächstes Zuhause sind jetzt die Wiege, das Kinderzimmer, die Menschen, die sich um es kümmern.

Schritte, die den Horizont erweitern

Aber schon bald, mit fünf oder sechs Monaten, versucht das Kind das Köpfchen zu heben und damit sein Blickfeld nach allen Seiten zu erweitern. Dieser Prozess des Sich-Aufrichtens bedeutet eine enorme Erweiterung seines Horizonts, den das Kind zunächst optisch erfasst und sich bald darauf mit dem Gehenlernen selbstständig ‹erläuft›.

Das Kind schafft sich seine eigene Welt

Später stellen wir fest, dass dem Wunsch, die Welt an der Hand der Eltern kennen zu lernen, sie zu erfahren, ein anderes Bedürfnis entspricht, den das Kind durch sein Spiel ausdrückt: Schon beim einfachen Bauklötze-Spiel baut es sich mit den Mitteln der Welt seine eigene Welt auf, in der es wohnen kann, die es mit all seiner Phantasie so belebt, dass die kleinen Häuschen und Türmchen zum eigenen Wohnort werden.

Wenn das Kind noch etwas älter geworden ist, entwickelt es eine Vorliebe dafür, etwa einen Tisch mit Decken zu verhängen und sich auf diese Weise selbst sein eigenes ‹Haus› zu bauen, in dem es sich sicher und geborgen fühlt. In dieses Haus, als ein Symbol seines Inneren, nimmt es seine Erfahrungen aus der ‹Außenwelt›

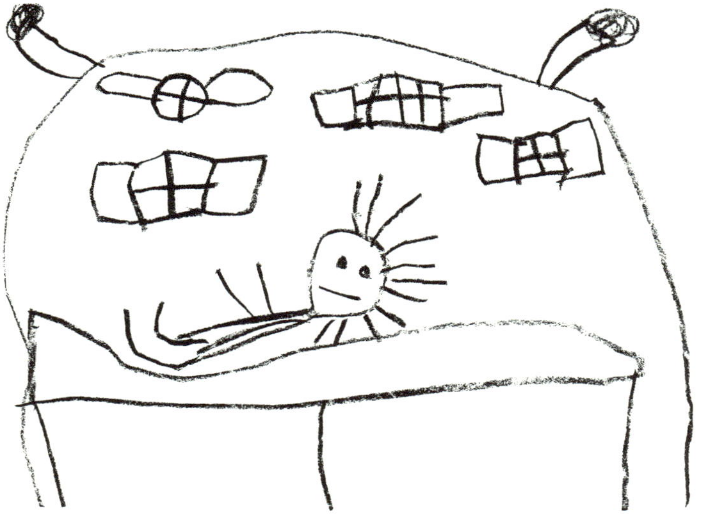

Das Haus – Lieblingsmotiv des Kindes und zugleich Symbol für seine Abgrenzung zur Außenwelt.

hinein und schafft sich dadurch seine innere Abgrenzung, die ihm dann seinen nächsten Entwicklungsschritt ermöglicht.

Gemalte Bilder lassen in die Seele des Kindes blicken

Auch bei den Malmotiven, die das Kind schöpferisch bewegen, spielt das Haus eine herausragende Rolle. An der Art seiner Bilder können Sie viel über seinen Seelenzustand erkennen.
Interessant ist dabei die Feststellung, dass auch Kinder, die in Hochhaus-Wohnsiedlungen leben, mit Vorliebe idyllische Häuschen mit Schornstein und bewegtem Rauch malen, denn noch muss der Wohnbereich klein und überschaubar sein.

Spielen in der freien Natur

Ein Kind, das das Glück hat, am Stadtrand zu wohnen, im Garten spielen zu können, oder das es nicht weit zum nächsten Wald hat, erweitert seinen Horizont noch auf andere Weise. So birgt etwa das Erklettern von Bäumen, ein eigenes Baumhaus zu bauen, nicht nur den Reiz, eine gefährliche Situation zu bestehen, sondern der erhöhte Standort, von dem aus der Blick weit in die Ferne schweifen kann, verschafft eine wirkliche Horizonterweiterung. Gleichzeitig aber muss es diesen neuen Standpunkt gegen Fremde absichern. Das Baumhaus soll für andere unbetretbar sein.

Aus all diesen Beispielen zeigt sich der Zusammenhang der gewachsenen Selbstständigkeit einerseits und der größeren Sicherheit im sich abgrenzenden Ich-Raum andererseits.

Wann ist das Kind schulreif?

Was aber hat all das mit Schulreife zu tun?

Die Schule ist eine Einrichtung, die geschaffen wurde, um jedes Kind mit den Kenntnissen auszustatten, die es braucht, um sich in der Welt zurechtzufinden und seinen Platz in ihr einzunehmen.

Um aber Lerninhalte überhaupt sinnvoll entgegennehmen zu können, muss das Kind im Laufe seiner Entwicklung erst so weit gekommen sein, dass es selbst die Fragen stellt, die von Lehrern beantwortet werden können.

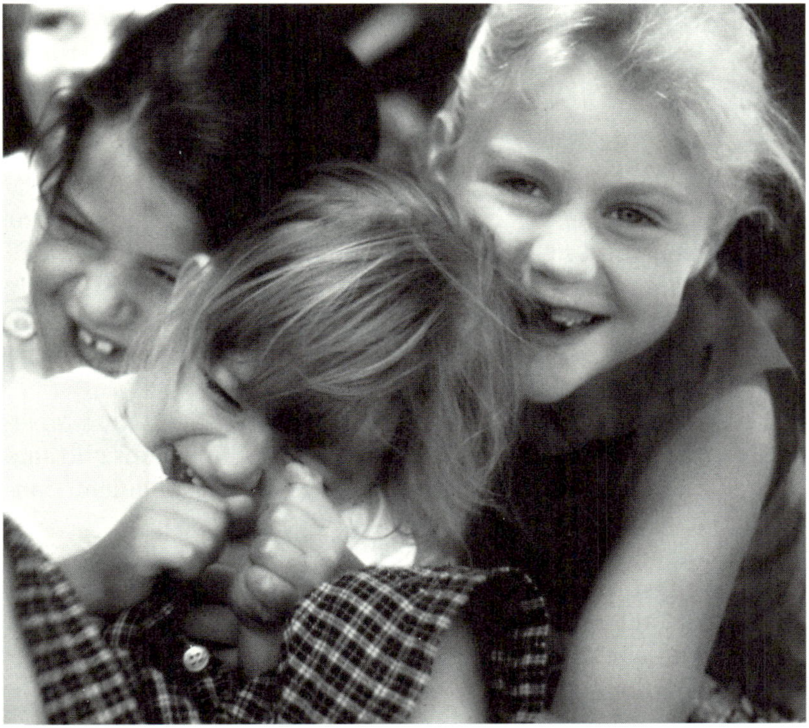

Der Zahnwechsel – ein sichtbares Zeichen für die Schulreife des Kindes

Veränderungen an Ihrem Kind signalisieren seinen Reifegrad

Dazu ist die Feststellung seines Reifegrades in der Entwicklung erforderlich, den man mit ‹Schulreife› bezeichnet. Ist die Entwicklung Ihres Kindes etwa in dem Rahmen verlaufen, wie wir ihn in diesem Buch beschrieben haben, wird es Ihnen wahrscheinlich nicht schwerfallen, selbst die Veränderungen an Ihrem Kind wahrzunehmen, die Ihnen zeigen, dass jetzt etwas Neues für Ihr Kind ansteht. Dafür gibt es mehrere Anzeichen:

Die bleibenden Zähne

Um das siebente Lebensjahr, heutzutage eher etwas früher, tritt bei Ihrem Kind eine sichtbare Veränderung ein – der Zahnwechsel.

Diese zweiten Zähne Ihres Kindes sind jetzt deutlich verschieden von den bei allen Kindern ähnlichen Milchzähne, sie sind in ihrem Gesamtbild jetzt charakteristisch geformt.

Die Loslösung vom Schürzenzipfel

Auch eine seelische Veränderung geht in dieser Zeit vor sich: Ihr Kind braucht Ihre helfende Hand jetzt zunehmend weniger und möchte die nächsten Schritte in die Welt möglichst selbstständig machen, die Neuigkeiten, die das Leben bereit hält und die es zu erfahren gilt, selbst entdecken. Früher sagte man, das Kind mache sich vom Schürzenzipfel der Mutter los.

Ermutigen und Warnen – so unterstützen Sie das Selbstständig-Werden

Damit sich dieser Prozess in einer dem Wesen Ihres Kind angemessenen Weise vollziehen kann, braucht es Ihre aufmerksame Unterstützung, sowohl die Ermutigung zu selbstständigem Handeln als auch die notwendige Warnung vor Gefahren.

Doch Vorsicht vor dem eigenen Ehrgeiz: Es macht wenig Sinn, Ihr eher ängstliches Kind etwa mit allen möglichen ‹Tricks› dazu zu bringen, auf einen Baum zu klettern, wenn dieser ihm seinem eigenen Mut nach einfach noch zu hoch ist – selbst wenn Sie noch so stolz auf die Leistung Ihres Sprößlings sein möchten und Sie in seinem Alter schon längst oben gewesen wären.

Die Sprache – Gradmesser für die Entwicklung

Der Wissensdrang kennt keine Grenzen

Auch die Fragen, die Ihr Kind jetzt an Sie stellt, zeigen, dass erste Zweifel auftreten, ob Mama und Papa denn wirklich alles wissen, wie es das bis jetzt mehr oder weniger bewusst immer geglaubt hat. Dieses Fragen führt recht bald und zielstrebig an die Grenzen, wo Sie sagen müssen: Das weiß ich auch nicht! Dass wir nicht die Meinung vertreten, für Fragen und ihre Beantwortung sei dann ja inzwischen das Fernsehen da, brauchen wir an dieser Stelle nicht noch einmal zu betonen (vgl. S. 82). Ihr Kind möchte wirkliche Antworten auf seine Fragen bekommen, es braucht den lebendigen Dialog.

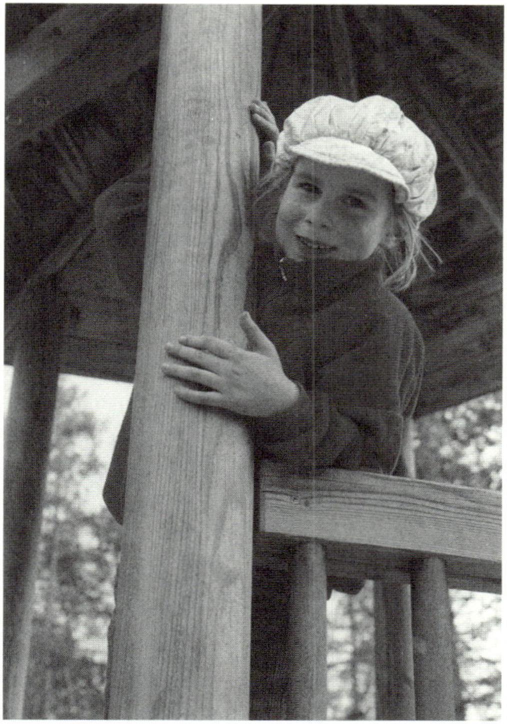

Gerade um die Zeit des Erwerbs der bleibenden Zähne verändert sich auch die Sprache, das Sprachvermögen Ihres Kindes. Kinder sind in diesem Alter außerordentlich sprachschöpferisch und begeistern sich an immer wieder neuen Wortschöpfungen. Eltern, die sich daran freuen können, übernehmen oft selbst in dieser Entwicklungsphase ihres Kindes Wortbildungen, die dann in der Familie lebenslang beibehalten werden. Nichts wäre falscher, als in diese Sprachschöpfungen immer sofort korrigierend einzugreifen.

Selbst in der ersten Schulphase wird ein guter Lehrer mehr Freude an der Originalität des mündlichen und später auch des schriftlichen Ausdrucks haben als an der grammatikalischen Korrektheit. An der Sprachfähigkeit Ihres Kindes zeigt sich der Entwicklungsgrad seiner Verstandesfähigkeit. Deshalb ist es außerordentlich wichtig, dass Ihr Kind Zuhörer und Gesprächspartner hat, die sich Zeit nehmen, sich erzählen lassen, die nachfragen und antworten.

Intelligenz und Gedächtnis

Auch bei gemeinsamen Spielen können Sie den fortgeschrittenen Intelligenzgrad Ihres Kindes sehr gut selbst feststellen, ohne dass Sie bei einem Psychologen den sogenannten IQ (Intelligenzquotienten) im Testverfahren feststellen lassen.

Vielleicht kennen Sie das Gedächtnisspiel Memory. Sie werden erstaunt sein über die viel bessere Gedächtnisfähigkeit Ihres Kindes. Solche und ähnliche Spiele im Familienkreis zeigen Ihnen in allen Einzelheiten, ob Ihr Kind wirklich schon schulreif ist.

Die Konstitution des Kindes

Körperliche Entwicklung und Reifegrad

Selbstverständlich muss auch die körperliche Konstitution Ihres Kindes so beschaffen sein, dass es dem Ansturm der neuen Lebenserfahrungen gewachsen erscheint. Im Zweifelsfall sprechen Sie darüber mit Ihrem Kinderarzt, der Ihr Kind bisher betreut hat. Er hat es ja bei den Kinderkrankheiten oder den Vorsorgeuntersuchungen begleitet und kennt es genau.

Im Zweifelsfall lieber warten

Lassen Sie Ihrem Kind Zeit für seine Entwicklung

Gut ist es, wenn Sie vor dem Schuleintritt den zukünftigen Lehrer oder die Lehrerin Ihres Kindes kennen lernen können. Ein späteres Vertrauensverhältnis zwischen Elternhaus und Schule ist eine große Unterstützung, sowohl für Ihr Kind als auch für Sie.

Heute ist es ja schon die Regel, dass Schulen Informationsabende für die Eltern der Schulanfänger veranstalten, bei denen Sie die Eltern der anderen Kinder seiner zukünftigen Klasse schon einmal ein bisschen kennen lernen können. An den Waldorfschulen gibt es darüber hinaus vor der Anmeldung Aufnahmegespräche mit den interessierten Eltern und vor allem mit dem Kind. Dabei kann, auch im Hinblick auf einen an der Grenze zur Schulpflicht liegenden Geburtstag Ihres Kindes seine individuelle Situation besprochen werden.

Ratschläge, Anregungen, Gesichtspunkte

Im Zweifelfall erst im nächsten Jahr einschulen

Aus Erfahrung geben wir folgenden Rat: Im Zweifelsfall lieber noch ein Jahr warten. Zu früh eingeschulte Kinder bezahlen einen Zeitgewinn sehr oft mit gesundheitlichen oder seelischen Störungen, die im Zusammenhang stehen mit den dann doch noch zu früh gestellten Anforderungen, die das Lernen nun einmal mit sich bringt.

Der erste Schultag

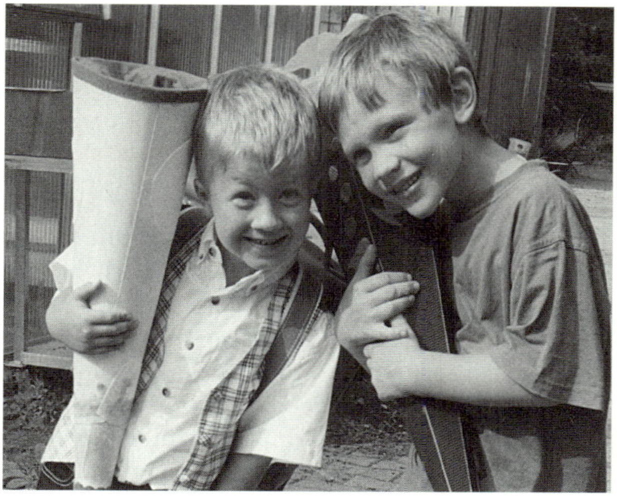

Sehr wichtig ist es, dass Ihr Kind sich auf seinen Schuleintritt freuen kann, dass Sie diesen Tag zu einem wirklich festlichen Ereignis gestalten. Seine Geburtstage hat Ihr Kind ja schon öfter gefeiert, den Eintritt in die Schule erlebt es nur einmal.

Die Lehrerin, der Lehrer – die neue Autorität

Im Gespräch mit Ihrem Kind werden Sie jetzt immer öfter hören: «Aber unser Lehrer/unsere Lehrerin hat gesagt …» Hier ist von allen Seiten viel Taktgefühl erforderlich, damit es für Ihr Kind keine Brüche gibt, die sein Urvertrauen zum Menschen zerstören könnten. Auch schmerzliche Lebenserfahrung werden Sie in dieser neuen Lebensepoche Ihrem Kind nicht ersparen können, dennoch sollte die Freude am Leben überwiegen und die immer mehr wachsende Bereitschaft, hoffnungsvoll auf die Welt und vertrauensvoll auf die Menschen zuzugehen.

Der erste Schultag – ein Grund zum Feiern!

Die Zeit des Lernens

Lernen sollte nicht zur Last werden

Der Einstieg in die lange Zeit der Ausbildung, die heute oft schon ein gutes Drittel der gesamten Lebenszeit einnimmt, ist von großer Wichtigkeit für das ganze Leben. Wichtig ist vor allem, dass der neue Lebensabschnitt mit Freude begonnen werden kann und dass die Lasten, die mit dem Lernen natürlich verbunden sind, nicht als Über-Lastung empfunden werden. Dabei muss immer das Temperament des einzelnen Kindes berücksichtigt werden. Ob erst Hausaufgaben zu bewältigen sind und dann das Spiel seinen Platz hat, muss von Fall zu Fall sinnvoll entschieden werden.

Erziehung zur Selbstständigkeit

Freude am Handeln ist die beste Motivation

Auch die regelmäßige Erfüllung nicht immer geliebter Pflichten muss erlernt und geübt werden und verlangt die unterstützende Hilfe der Eltern. Elterliche Hilfe in der Sache kann für das eine Kind besonders wichtig, für das andere eher entbehrlich sein. In jedem Fall muss die Mühe darauf gerichtet werden, das Kind immer selbstständiger zu machen, sodass es in zunehmendem Maße Freude daran empfindet, die ihm übertragenen Aufgaben auch selbstständig erfüllen zu können und den Anforderungen der Schule gewachsen zu sein. Die Stärkung dieser Eigenkräfte ist viel wichtiger als manche inhaltliche Lernanforderung.

Sind Noten entbehrlich?

Leider beinhalten auch heute noch die sogenannten Lehrpläne vieles, was glücklicherweise bei den meisten Kindern schnell wieder durch das Sieb des Vergessens fällt. Immer mehr setzt sich die Einsicht durch, dass vor allem zu Beginn der Schulzeit ‹Noten› durchaus entbehrlich sind und eine vom Willen zur Förderung des Kindes getragene Wortbeurteilung wesentlich hilfreicher ist – an den Waldorfschulen etwa kann man nicht ‹durchfallen›. Überforderungen in dem einen oder anderen Fall müssen dann zwischen Eltern und Lehrern beraten werden.

Musische Förderung – eine sinnvolle Ergänzung zur Schule

Fast überall gibt es heute Musikschulen, in denen ein vielfältiges musisches Leben gepflegt wird. Können Sie Ihr Kind motivieren, ein Instrument zu erlernen – am Anfang empfehlen wir zum Beispiel Blockflöte –, so werden Sie ihm für sein späteres Leben neue Erlebnisbereiche erschließen. Aber auch hier gilt: Freude an der Sache ist wichtiger als insgeheimer ‹Starkult›. Große Begabungen werden dabei sicher nicht unerkannt bleiben.

Ein Wort zum Schluss

Der große französische Philosoph und Mathematiker Blaise Pascal (1623–1662) schrieb einmal in einem Brief an die Königin von Schweden: ‹Majestät, verzeihen Sie den langen Brief, ich hatte keine Zeit, ihn kürzer zu machen.›

Bei dem heutigen Angebot an Büchern zu allem und jedem ist jedes Buch ja auch ein Anschlag auf die Freizeit des viel beschäftigten und viel zerstreuten Menschen. Was nützt ein dickes Buch, das im Bücherschrank steht, ohne gelesen zu werden?

Deshalb haben wir uns bemüht, diesen Ratgeber für das wichtigste Gut, das uns anvertraut ist, nämlich unsere Kinder, so kurz wie nur irgend möglich zu fassen. Sicher sind dabei manche konkrete Fragen, die Sie haben, nicht oder nur unzureichend beantwortet worden. Wir sind aber dennoch zuversichtlich, dass wir die entscheidenden Schwerpunkte in dieser ersten Entwicklungsphase unserer Kinder so charakterisiert haben, dass Ihnen eine Sehweise vermittelt werden konnte, die Ihnen hilft, selbstständig konkrete Beobachtungen an Ihrem Kind zu machen, die Sie dann in den Rahmen des hier Dargestellen einfügen können.

Eine umfangreiche Liste von Büchern, die Ihnen bei detaillierterem Interesse für das eine oder andere Problem weiterhelfen können, finden Sie im Anhang.

Wenn so auf irgendeine konkrete Weise Kindern in ihrer Entwicklung fördernde Hilfe zuteil werden könnte, wäre die Aufgabe, die wir uns bei der Abfassung des Buches gestellt haben, erfüllt.

Literatur

Bettelheim, Bruno: Kinder brauchen Märchen, München 1999

Bortoft, Henri: Goethes naturwissenschaftliche Methode, Stuttgart 1995

Britz-Crecelius, Heidi: Kinderspiel – lebensentscheidend, Stuttgart [4]1982

Brochmann, Inger: Die Geheimnisse der Kinderzeichnungen. Wie können wir sie verstehen?, Stuttgart 1997

Bockemühl, Johannes, und Wolfgang Goebel: Zu den Impfungen. Beratungen aus der Kinderabteilung des Gemeinnützigen Gemeinschaftskrankenhauses Herdecke; zu beziehen über die Kinderambulanz des Gemeinschaftskrankenhauses Herdecke, Beckweg 4, 58313 Herdecke, bei Zusendung eines Rückumschlags (21,8 x 11,4 cm) und DM 2.– in Briefmarken.

Buddemeier, Heinz: Illusion und Manipulation. Die Wirkung von Film und Fernsehen auf Individuum und Gesellschaft, Stuttgart 1995

Cramm, Dagmar von: Was Babys schmeckt und gut bekommt, München 1990

Cramm, Dagmar von: Was kleine Kinder gerne mögen, München 1992

Davy, Gudrun, und Bows Voors: Familienleben. Selbstverwirklichung und Partnerschaft in der täglichen Praxis, Stuttgart [2]1986

Dornes, Martin: Der kompetente Säugling. Die präverbale Entwicklung des Menschen, Frankfurt (M) 1996

Glas, Norbert: Lebensalter des Menschen, Bd. 1: Frühe Kindheit, Stuttgart o.J.

Glöckler, Michaela: Elternfragen heute. Erziehung aus Verantwortung, Stuttgart [2]1995

Glöckler, Michaela: Elternsprechstunde. Erziehung aus Verantwortung, Stuttgart [4]1995

Glöckler, Michaela, und Wolfgang Goebel: Kindersprechstunde, Stuttgart [13]1988

Goethe, Johann Wolfgang: Die Metamorphose der Pflanzen, mit Anmerkungen und Einleitungen von Rudolf Steiner, Stuttgart [6]1992

Jung, Carl Gustav: Bewusstes und Unbewusstes, Frankfurt 1990

Kiel-Hinrichsen, Monika: Warum Kinder trotzen. Phänomene, Hintergründe, pädagogische Begleitung, Stuttgart 1999

Kischnik, Rudolf und Wil van Haren: Der Plumpsack geht rum! 300 Kreis- und Bewegungsspiele für Kinder und Jugendliche, Stuttgart [3]1998

Köhler, Henning: «Schwierige» Kinder

gibt es nicht. Plädoyer für eine Umwandlung des pädagogischen Denkens, Stuttgart 1998
Köhler, Henning: Von ängstlichen, traurigen und unruhigen Kindern, Stuttgart [3]1995
Köhler, Henning: Vom Rätsel der Angst, Stuttgart [2]1993
König, Karl: Die ersten drei Jahre des Kindes. Erwerb des aufrechten Ganges – Erlernen der Muttersprache – Erwachen des Denkens, Stuttgart [10]1997
Kutik, Christiane: Das Kinderfestebuch, Stuttgart 1995
Kutik, Christiane: Spielen mit kleinen Kindern. Zuhause und in Spielgruppen, Stuttgart 1996
Lievegoed, Bernardus C.: Entwicklungsphasen des Kindes, Stuttgart [6]1995
Lindenberg, Christoph: Rudolf Steiner, Reinbek [5]1997
Maris, Bart, und Christa van Leeuwen: Schwangerschaftssprechstunde. Medizinische, geistige und seelische Aspekte von Schwangerschaft und Geburt, Stuttgart 1995
Meijs, Jeanne: Problemkindern helfen durch Spielen, Malen und Erzählen, Stuttgart 1996
Der Mensch und seine Sprache, Schriften der Carl Friedrich von Siemens Stiftung, Bd. l, Frankfurt (M) 1979
Meves, Christa: Mut zum Erziehen. Seelische Gesundheit – Wie können wir sie unseren Kindern vermitteln, Stein am Rhein [25]1997
Mommsen, Helmut: So bleibt mein Kind gesund, Heidelberg [9]1988
Müller-Eckhard, Hans: Das unverstandene Kind, Stuttgart [9]1970
Neuschütz, Karin: Das Puppenbuch. Wie man Puppen selber macht und was sie für Kinder bedeuten, Stuttgart [6]1995
Piaget, Jean: Probleme der Entwicklungspsychologie, Hamburg 1993
Piaget, Jean: Das Weltbild des Kindes, München 1988
Piaget, Jean: Die Psychologie des Kindes, München [9]1970
Portmann, Adolf: Zoologie und das neue Bild des Menschen, Hamburg 1960
Postman, Neil: Das Verschwinden der Kindheit, Frankfurt (M) 1995
Prekop, Irina: Der kleine Tyrann. Welchen Halt brauchen Kinder?, München 1998
Renzenbrink, Udo: Ernährung unserer Kinder. Gesundes Wachstum – Konzentration – Soziales Verhalten – Willensbildung, Stuttgart [8]1992
Steiner, Rudolf: Die Erziehung des Kindes vom Gesichtspunkt der Geisteswissenschaft, Dornach 1992
Steiner, Rudolf: Von Seelenrätseln, Dornach [5]1983
Steiner, Rudolf: Arbeitsfelder der Anthroposophie, Medizin und Pädapogik, in: Ausgewählte Werke, Bd. 8, Frankfurt 1985
Stellmann, H. Michael: Kinderkrankheiten natürlich behandeln, München 1997
Storz, Gerhard: Das Wort als Zeichen und Wirklichkeit. Von der Zwienatur der Sprache, Stuttgart 1980
Strauss, Michaela: Von der Zeichenspra-

che des kleinen Kindes. Spuren der Menschwerdung, mit menschenkundlichen Anmerkungen von Wolfgang Schad, Stuttgart [5]1994

Thomas, Anne und Peter: Bunte Kinderfeste durchs ganze Jahr, Stuttgart 1998

Vögeli, Adolf: Das ABC der Gesundheit, Heidelberg [11]1994

Frits Wilmar: Wie wirken Rundfunk und Fernsehen auf Kinder?, Stuttgart [3]1982

Zur Linden, Volker: Immunsystem natürlich stärken, München [2]1993

Zur Linden, Wilhelm: Geburt und Kindheit. Pflege, Ernährung, Erziehung, Frankfurt (M) [13]1992

Adressen

Erste Kontaktadresse bei Problemen in der Entwicklung Ihres Kindes wird immer der Hausarzt oder der Kinderarzt sein.

Bei Fragen zum Stillen wenden Sie sich an den Bundesverband der Arbeitsgemeinschaft Freier Stillgruppen, Gertraudgasse 4, 97070 Würzburg, Tel. (0931) 573493, die Ihnen Anschriften der örtlichen Stillgruppen nennt.

Für pädagogische Fragen stehen die örtlichen Erziehungsberatungsstellen zur Verfügung.

Auf Anfrage schicken Ihnen folgende Kontaktstellen Adressen von Naturheilärzten und Naturheilkliniken:

Hufeland Gesellschaft für Gesamtmedizin e.V., Ortenaustr. 10, 76199 Karlsruhe, Telefon (07 21) 88 62 76

Deutscher Zentralverein homöopathischer Arzte e.V., Alte Steige 3, 72213 Altensteig, Telefon (0 74 53) 33 00

Gesellschaft anthroposophischer Ärzte e.V., Roggenstr. 82, 70794 Filderstadt,
Telefon (07 11) 7 79 97 11
Telefax (0711) 7799712

Naturfasern und Naturtextilien:

Wollwäsche-Werkstatt Lehenhof
88693 Deggenhauser Tal 2
Telefon (0 75 55) 8 01 36

Naturtextilien OHG Rolf u. Ursula Aßmus
Forststraße 35, 74379 Ingersheim
Telefon (0 71 42) 9 74 6-0
Telefax (0 71 42) 9 74 6-22

Spielzeug:

Kunst und Spiel
Leopoldstraße 48
80802 München
Telefon (0 89) 38 16 27-0
Telefax (0 89) 38 16 27-51

Register

Bildnachweis

Bavaria Bildagentur: S. 25, 34, 49, 56, 62, 72, 86, 123
Mauitius Bildagentur: 102
Zefa Bildagentur: S. 10, 22, 81, 90, 99, 112
Alle übrigen Bilder stammen aus Privatbesitz.

aethera®

Ganzheitlich handeln und heilen

aethera® möchte Menschen helfen, ganzheitlich zu handeln und zu heilen. Für alle Lebensbereiche, die unsere Gesundheit betreffen, sei es im körperlichen, im seelischen oder im geistigen Sinne, bietet **aethera®** Ratgeber an, die vor dem Hintergrund der Anthroposophie neue Wege weisen. Denn Gesundheit gibt es heutzutage nicht umsonst: der Mensch muß sich immer mehr selbst orientieren und sich letztlich auch selber weiterhelfen. Die Medizin, gerade wenn sie ganzheitlich orientiert ist, kann dann Hilfe zur Selbsthilfe sein.

So heißt das Leitmotiv des **aethera®**-Programms: Die heilenden Kräfte im Menschen stärken, die Bildung des eigenständigen Urteils unterstützen, die Initiativbereitschaft von Patienten und Verbrauchern fördern.

aethera® kommt aus dem Hause Freies Geistesleben und Urachhaus in Zusammenarbeit mit der Heilmittelfirma WELEDA und der Patientenvereinigung Verein für Anthroposophisches Heilwesen. Die am **aethera®**-Programm Beteiligten hoffen, daß die hier erscheinenden Bücher möglichst vielen Menschen Ratgeber und Helfer sein werden.

Verein für Anthroposophisches Heilwesen

Der Verein für Anthroposophisches Heilwesen wurde 1952 von Ärzten und Patienten mit dem Ziel gegründet, eine Medizin bekannt zu machen, die den Menschen als eine Einheit von Körper, Seele und Geist versteht.

Vorbeugende Gesundheitspflege

Es geht nicht nur darum, Krankheiten zu heilen, sondern darum, wie sich der Mensch im Lebensalltag – therapeutisch und medizinisch unterstützt – gesund erhält.

Mit einer intensiven Aufklärungsarbeit versucht der Verein, diesen ganzheitlichen Ansatz zu vermitteln. Durch Vorträge und Seminare zu den verschiedenen Lebensbereichen will er Wege aufzeigen, wie eine vorbeugende Gesundheitspflege gefördert werden kann. Dazu gehört die Herausgabe von Orientierungsschriften wie zum Beispiel der «Beiträge für eine bewusste Lebensführung in Gesundheit und Krankheit», die Lebensfragen von der Kindheit bis zum Alter behandeln und praktische Lebenshilfe bieten.

Aktive Mitgliedschaft

Anliegen des Vereins ist es, initiativfreudige Mitglieder darin zu unterstützen, sich zu einer örtlichen Arbeitsgruppe zusammenzuschließen, die den jeweiligen Gegebenheiten ihres Ortes entsprechend Öffentlichkeitsarbeit leisten kann. Dem Verein sind inzwischen über 80 Arbeitsgruppen und Therapeutika angeschlossen sowie mehrere Schwestervereine im Ausland. Die Unterstützung und Betreuung dieser Einrichtungen ist eine seiner wesentlichen Aufgaben.

Selbstbestimmung und Therapiefreiheit

Ein weiteres Ziel besteht darin, im gesundheitspolitischen Bereich den notwendigen Freiraum für ein allgemeines freiheitliches Gesundheitswesen zu erhalten und zu vergrößern. Die gesetzlich verankerten Rechte auf Selbstbestimmung des Patienten, Therapiefreiheit des Arztes, Vielfalt der Therapierichtungen gilt es heute gegen vielfache Angriffe von Seiten einer rein naturwissenschaftlich orientierten Medizin zu verteidigen.

Dazu hat der Verein sich mit mehreren Berufsverbänden zusammengetan, um auf die zunehmenden Beschränkungen für die «Besonderen Therapierichtungen» aufmerksam zu machen.

Ein weiteres Ziel umfasst die Förderung und Unterstützung von anthroposophisch orientierten Initiativen im Gesundheitswesen wie Forschungs- und Ausbildungsstätten, Arbeitsgruppen, Therapeutika und Arztpraxen; diese Tätigkeit wird durch die finanzielle Mithilfe und Spendenfreudigkeit aller Mitglieder und Interessenten ermöglicht.

Die Kraft des Vereins, sich für die Verwirklichung dieser Ziele einzusetzen, hängt von seiner Mitgliederzahl ab. Alle diejenigen, die in einem freiheitlichen Gesundheitswesen und in der Unterstützung und Verbreitung der anthroposophischen Medizin ein wichtiges Anliegen sehen, möchten wir daher dazu aufrufen, dem Verein für Anthroposophisches Heilwesen beizutreten und damit seine Wirkensmöglichkeit zu verstärken!

Kontakt: Verein für Anthroposophisches Heilwesen
Johannes-Kepler-Str. 56, 75378 Bad Liebenzell
Telefon (0 70 52) 93 01-0, Telefax (0 70 52) 93 01-10,
E-Mail: verein@heilwesen.de
Internet: http://www.heilwesen.de

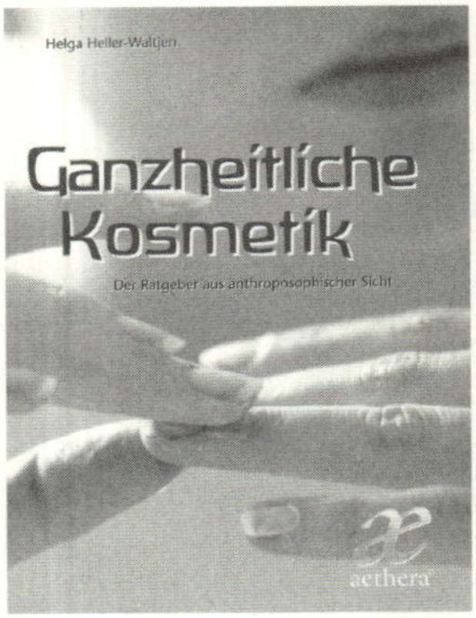

Helga Heller-Waltjen

Ganzheitliche Kosmetik

Der Ratgeber
aus anthroposophischer Sicht
151 Seiten, mit zahlreichen
Abbildungen, kartoniert

In diesem ersten Ratgeber zur Naturkosmetik aus anthroposophischer Sicht gibt die erfahrene Kosmetikerin Helga Heller-Waltjen konkrete Empfehlungen, welche Art der Hautpflege im Sinne eines ganzheitlichen Verstehens von Mensch und Natur hilfreich und sinnvoll ist.

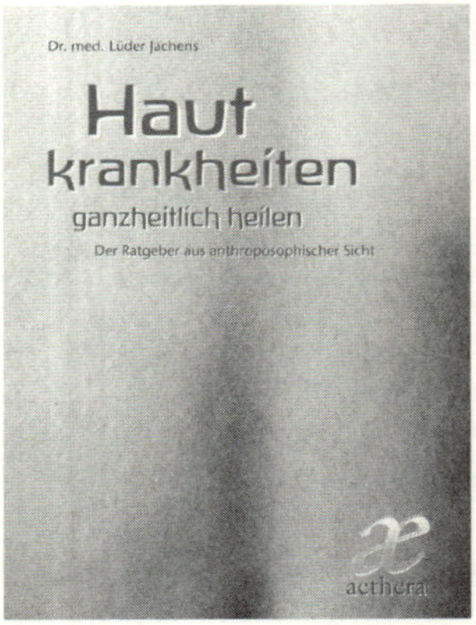

Dr. med. Lüder Jachens

Hautkrankheiten ganzheitlich heilen

Der Ratgeber
aus anthroposophischer Sicht
195 Seiten, mit zahlreichen
Abbildungen, kartoniert

Dieser Ratgeber zu Hautkrankheiten zeigt vom Standpunkt der anthroposophisch erweiterten Medizin, welche Art von Selbstmedikation möglich und welche Behandlung durch den Arzt nötig ist.

aethera®